≫ 专家解百病系列丛书

图说尿路感染

总主编　张清华

主　编　陈　玮

U0206432

中国健康传媒集团

中国医药科技出版社

内 容 提 要

本书为医学科普系列《专家解百病系列丛书》之一。全书共 6 篇，具有 200 个知识点，聚焦了尿路感染的防治话题，深度剖析，以通俗易懂的语言，介绍了泌尿外科尿路感染常见疾病的病因、症状、诊断与鉴别诊断、治疗等实用内容。本书结合典型案例，以简单科学的图表形式进行编撰，涵盖了当前泌尿外科治疗泌尿系统感染的新知识、新方法。本书内容科学、针对性强、通俗易懂、可读性好，对读者了解相关疾病常识、有效就医、科学家庭护理保健等有非常好的实际指导作用，可为尿路感染患者及其家属提供寻医问病的实用指南。

图书在版编目（CIP）数据

图说尿路感染 / 陈玮主编. —北京：中国医药科技出版社，2021.12
ISBN 978−7−5214−1924−5

Ⅰ．①图… Ⅱ．①陈… Ⅲ．①尿路感染−防治 Ⅳ．①R691.3

中国版本图书馆 CIP 数据核字（2020）第 133544 号

美术编辑 陈君杞
版式设计 易维鑫

出版 **中国健康传媒集团** | 中国医药科技出版社
地址 北京市海淀区文慧园北路甲 22 号
邮编 100082
电话 发行：010−62227427 邮购：010−62236938
网址 www.cmstp.com
规格 710×1000mm ¹⁄₁₆
印张 14¼
字数 238 千字
版次 2021 年 12 月第 1 版
印次 2021 年 12 月第 1 次印刷
印刷 三河市万龙印装有限公司
经销 全国各地新华书店
书号 ISBN 978−7−5214−1924−5
定价 **45.00** 元

获取新书信息、投稿、为图书纠错，请扫码联系我们。

编 委 会

前　言 | Preface

　　近年来，泌尿外科取得了突飞猛进的发展，新理论、新技术日益增多，尤其是不断完善并改进的微创手术技术将泌尿外科引入了一个全新的治疗时代。然而，由于泌尿外科各类导管的普遍使用以及内镜操作的增加导致相关的感染性疾病发生率日益增加。目前，国内外有关治疗泌尿系统感染疾病及抗菌药物应用方面的研究较少，在抗菌药物临床使用方面缺乏系统明确的临床指导，过于复杂的总结性研究给广大年轻临床医生或专科医生带来困惑。年轻的泌尿外科医生在选择抗生素治疗泌尿系统感染疾病时往往因缺乏临床经验而耽误疾病治疗，导致患者病情复杂化。为方便广大泌尿外科医生及时快速查阅有关泌尿系统感染的诊疗方法，我们编写了这本《图说尿路感染》。

　　全书共 6 篇，有 200 个知识点，介绍了泌尿外科尿路感染常见疾病的病因、症状、诊断与鉴别诊断、治疗等内容。本书结合典型案例，以简单科学的图表形式进行编撰，涵盖了当前泌尿外科治疗泌尿系统感染的新知识、新方法。医务人员工作繁忙，阅读时间有限，如何快速掌握并牢记绝大多数知识点一直是一个难题。经验表明，如果通过筛选提炼、归纳整理，将有规律可循的分散杂乱内容以图表形式记忆的话，不仅易于接受，还不会轻易遗忘，能迅速提高工作效率和知识储备水平。因此，本书以图表的形式进行提炼总结，方便泌尿外科医生甚至护理及其他科室临床医生迅速有效地掌握相关知识，通过经典、严谨、高质量的示意图，为广大读者呈现一个疾病直观的特征，对于临床工作有很好的指导作用。

　　本书适合泌尿外科住院医师、主治医师以及其他相关医务人员参考使用。

编　者
2021 年 8 月

目 录 | Contents

症 状 篇

诊断与鉴别诊断篇

治 疗 篇

预防保健篇

常　识　篇

1. 什么是尿路感染

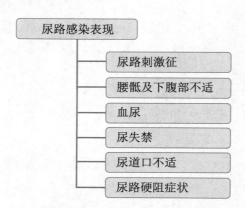

典型案例	患者，女，65 岁，已婚。病程 6 年，全身症状以发热、寒战、头痛、全身酸痛、恶心、呕吐为表现，伴有尿频、尿急、尿痛、排尿困难、下腹部疼痛、腰痛等。腰痛程度不一，多为钝痛或酸痛。以反复多次尿路感染就诊，诊断为上尿路感染	
感染途径	上行感染	病原菌经由尿道上行至膀胱，甚至输尿管、肾盂引起的感染
	血行感染	病原菌通过血运到达肾脏和尿路其他部位引起的感染
	直接感染	病原菌直接侵入泌尿系统导致的感染
	淋巴道感染	盆腔和下腹部的器官感染时，病原菌可从淋巴道感染泌尿系统
易感因素	尿路梗阻、膀胱输尿管反流、机体免疫低下、神经源性膀胱、妊娠、性生活、医源性因素、泌尿系统结构异常	
预防	坚持多饮水、勤排尿；注意会阴部清洁；尽量避免尿路器械的使用；如必须留置导尿管，前 3 天给予抗生素可延迟尿路感染的发生；与性生活有关的尿路感染，应于性交后立即排尿，并口服一次常用量抗生素	
治疗方法	采用抗菌治疗，伴其他疾病者延长抗生素应用时间	
结语	尿路感染多见于育龄期妇女、老年人、免疫力低下及尿路畸形者。革兰阴性菌为尿路感染最常见致病菌，其中以大肠埃希菌最为常见。易感因素包括尿路梗阻、膀胱输尿管反流等。急性期多饮水、休息、勤排尿，行积极抗感染治疗	

2. 尿路感染的发病率如何

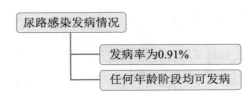

典型案例		患者，女，61岁，已婚。排尿时尿道有烧灼痛，尿频，往伴尿急，因脑梗死后长期卧床而致医源性尿路感染，有长期服用广谱抗生素史，检出菌群失调，治疗存在一定困难
尿路感染发病情况	发病率	在门诊初诊中，以尿路刺激症状为主诉者占1%～1.8%。在我国的一组人群普查中，尿路感染的发生率为0.91%。据欧洲透析和移植协会的材料统计，在慢性肾衰竭患者中，慢性肾盂肾炎引起尿路感染者占20%
	发病年龄阶段	任何时期均可发生尿路感染。女性的细菌尿随着年龄的增长逐渐增高，少女的尿路感染发病率为2%。结婚后，尿路感染的发病率增加，可达5%。随着年龄的增长，尿路感染的发病率亦逐渐增加，约每10年增加1%，60～70岁时可高达10%
男性尿路感染发病特点		成年男性除尿路梗阻或畸形等诱因外，一般很少发生尿路感染。到50岁以后，男性大多易患前列腺增生症，尿路感染亦较多发生。严重的尿路感染可伴有菌血症，甚至脓毒性休克
结语		尿路感染的确是一种常见病、多发病，应当引起人们的关注，积极预防

3. 肾脏内部的结构是怎样的

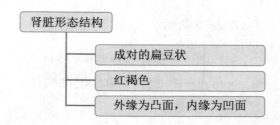

典型案例		患者，女，60岁，已婚。糖尿病病程17年，以尿频、尿急为主要临床表现，反复发生尿路感染，迁延不愈，前往医院就诊
肾脏的形态、结构及其特点	肾脏形态	肾脏为成对的扁豆状器官，位于腹膜后脊柱两旁浅窝中，长10~12cm，宽5~6cm，厚3~4cm，重120~150g。左肾较右肾稍大，肾纵轴上端向内、下端向外，因此两肾上极相距较近，下极较远，肾纵轴与脊柱所成角度为30°左右。肾脏一侧有一凹陷，叫做肾门，是肾静脉、肾动脉出入肾脏以及输尿管与肾脏连接的部位
	肾脏结构	肾可分为内、外侧两缘，前、后两面和上、下两端。肾的外侧缘隆凸，内侧缘中部凹陷，称肾门，是肾盂、血管、神经、淋巴管出入的门户
	肾脏特点	肾外缘为凸面，内缘为凹面，凹面中部为肾门，所有血管、神经及淋巴管均由此进入肾脏，肾盂则由此走出肾外。肾静脉在前，动脉居中，肾盂在后；若以上下论则肾动脉在上，静脉在下
结语		每个肾脏由100多万个肾单位组成。每个肾单位包括肾小球、肾小囊、和肾小管3个部分，肾小球和肾小囊组成肾小体

4. 肾脏在体内是什么位置

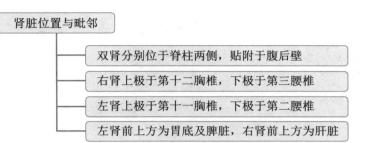

典型案例		患者，男，56 岁。主要有蛋白尿、血尿、水肿和高血压等。由于肾病隐匿性较强，肾小球肾炎早期症状并不明显，易被忽视。临床调查显示，肾小球肾炎患者往往因失去最佳的治疗时机，而导致肾脏纤维化逐步进展，最终发展为肾衰竭、尿毒症，采用常规透析或肾移植维持生命。临床诊断为肾小球肾炎
肾脏位置与毗邻	双肾	分别位于脊柱两侧，贴附于腹后壁
	右肾	比左肾约低一个椎体。右肾上极于第十二胸椎，下极于第三腰椎
	左肾	上极于第十一胸椎，下极于第二腰椎。临床上有时可在肋缘下扪及右肾下极
	毗邻	肾的上方附有肾上腺，共同由肾筋膜所包绕，两者之间隔以疏松的结缔组织。左侧肾上腺如一帽子盖在肾上极上。右侧肾上腺位于右肾上极中央部分。左肾前上方为胃底及脾脏，胰尾靠近肾门，前下方为结肠脾曲及降结肠。右肾前上方为肝脏，正前方为胆囊，前下方有升结肠和结肠肝曲，内侧靠下腔静脉，十二指肠降段贴近肾门。肾脏的后面紧贴腰大肌及腰方肌，后上方及外侧面隔以膈肌及膈肌脚与胸膜反折部相邻
结语		肾脏是人体的重要器官，它的基本功能是生成尿液，借以清除体内代谢产物及某些废物、毒物，同时经重吸收功能保留水分及其他有用物质，如葡萄糖、蛋白质、氨基酸、钠离子、钾离子、碳酸氢钠等，以调节水电解质平衡及维护酸碱平衡

5. 输尿管的形态与结构如何

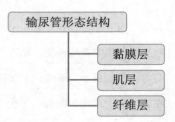

典型案例		患儿，男，3岁。全身症状明显，如发热、面色苍白、呕吐、腹泻、腹痛、腹胀，亦可出现神经系统症状，如烦躁、嗜睡、惊厥、昏迷，泌尿道症状较轻时，仅表现为排尿时哭闹。经检查确诊为小儿尿路感染
输尿管形态结构	黏膜层	输尿管黏膜光滑，约有6条纵行的皱襞，当有尿液充盈时皱襞消失，黏膜层向上延续于肾盂，向下与膀胱黏膜相连接。黏膜层表面为移行上皮，黏膜下层含有较多弹性纤维；移行上皮一般有4~6层细胞。而在肾盂及肾盏处则仅有2~3层细胞，且没有黏膜下层
	肌层	从输尿管上2/3以上至肾盏，只有内纵、外环两层平滑肌。纵形肌起始于肾乳头处的肾盏，环形肌围绕肾乳头基底部，具有排空尿液的作用。输尿管下1/3在环形肌外面增加了一层纵肌，而内层纵肌纤维变得难以辨认
	纤维层	输尿管最外层，上端于肾膜内与肾纤维相延续，末端与膀胱壁纤维层相连接
结语		输尿管上接肾盂，下连膀胱，是一对细长的管道，呈扁圆柱状，管径平均为0.5~0.7cm。成人输尿管全长25~35cm，位于腹膜后，沿腰大肌内侧的前方垂直下降进入骨盆

6. 输尿管在体内是什么位置

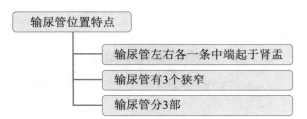

典型案例		患者，男，64 岁，已婚。腰痛、尿急、尿频、发热。急性期出现高热，伴寒战、白细胞增高，慢性期出现疲倦、背痛、贫血、高血压、脓尿、蛋白尿。有血尿症状，到医院就诊
输尿管位置特点	输尿管左右结构	输尿管左右各一条中端起于肾盂，在腰大肌表面下降，跨越髂总动脉和静脉，进入盆腔，沿盆腔壁下降，跨越骶髂关节前上方，在坐骨棘转折向内，斜行穿过膀胱壁，开口于膀胱，全长 20～30cm。输尿管的功能是输送尿液
	输尿管有 3 个狭窄	第一狭窄在肾盂与输尿管移行处（输尿管起始处）；第二狭窄在跨越髂动脉入小骨盆处；第三狭窄在穿入膀胱壁处。当肾结石随尿液下行时，容易嵌顿在输尿管的狭窄处，并产生输尿管绞痛和排尿障碍
	输尿管分布	输尿管按其走行位置，可分为 3 部：①输尿管腹部；②输尿管盆部；③输尿管壁内部
毗邻		在腹膜后间隙，输尿管与腰大肌相邻。跨过髂血管后在髂内外动脉分叉处进入盆腔。在右侧，输尿管与末段回肠、阑尾、升结肠及它们的系膜相邻；在左侧，输尿管与降结肠、乙状结肠及其系膜相邻
结语		输尿管上接肾盂，下连膀胱，是一对细长的管道，呈扁圆柱状，管径平均为 0.5～0.7cm。成人输尿管全长 25～35cm，位于腹膜后，沿腰大肌内侧的前方垂直下降进入骨盆

7. 膀胱的形态与结构如何

```
膀胱的形态与结构
    ├── 锥体形囊状肌性器官
    └── 空虚时呈锥体形，充满时呈卵圆形
```

典型案例		患者，女，27 岁，已婚。病程 19 天，经产妇，排尿时尿道有烧灼痛、尿频，往往伴尿急，严重时类似尿失禁，尿频、尿急常特别明显，每小时可达 5 次以上，每次尿量不多，甚至只有几滴，排尿终末可有下腹部疼痛。尿液浑浊，有腐败臭味，有脓细胞，有时出现血尿，常在终末期明显。耻骨上膀胱区有轻度压痛。临床诊断为急性膀胱炎
膀胱的形态与结构	形态	膀胱为锥体形囊状肌性器官，位于小骨盆腔的前部。成年人膀胱位于骨盆内，为一贮存尿液的器官。婴儿膀胱较高，位于腹部，其颈部接近耻骨联合上缘；到 20 岁左右，由于耻骨扩张，骶骨角色的演变，伴同骨盆的倾斜及深阔，膀胱即逐渐降至骨盆内
	结构	空虚时膀胱呈锥体形，充满时形状变为卵圆形，顶部可高出耻骨上缘。成人膀胱容量为 300～500ml 尿液。膀胱底的内面有三角形区，称为膀胱三角，位于两输尿管口和尿道内口三者连线之间。膀胱的下部，有尿道内口，膀胱三角的两后上角是输尿管开口的地方
结语		膀胱是一个储尿器官。在哺乳类动物中，它是由平滑肌组成的一个囊形结构，位于骨盆内，其后端开口与尿道相通。膀胱与尿道的交界处有括约肌，可以控制尿液的排出

8. 膀胱在体内是什么位置

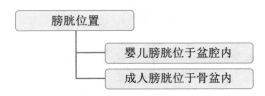

典型案例		患者，女，25 岁，已婚。主要表现为尿路刺激症状，如尿频、尿急、尿痛，甚则尿色发红（即肉眼血尿），伴有发热、恶寒、腰酸、小腹部酸痛不适等症状。小便检查可发现红细胞、白细胞和脓细胞。患者因新婚期旅行劳累、住宿条件卫生欠佳而患病
膀胱位置	婴儿膀胱位置	婴儿膀胱的位置较高，位于下腹部，膀胱颈部接近骨盆耻骨联合上缘
	成人膀胱位置	成年人膀胱位于骨盆内。此外，膀胱的形态还因膀胱内尿液的多少及邻近脏器的状态不同而异。膀胱空虚时，整个膀胱位于盆腔内，充盈时则可向上膨胀至腹部
膀胱毗邻		与膀胱毗邻的器官在男性主要有直肠、乙状结肠、阑尾、前列腺、精囊、输精管等；在女性则主要有直肠、乙状结肠、阑尾、子宫、卵巢、输卵管、阴道等。当这些器官病变时，就会影响到膀胱，产生诸如血尿及膀胱刺激症状等
结语		膀胱与肠道和生殖系统器官毗邻，容易受到相邻器官疾病迁延而表现出相应症状

9. 膀胱的功能是什么

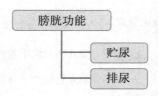

典型案例		患者，女，32 岁，已婚。排尿时尿道有烧灼痛，尿频，往往伴尿急，严重时类似尿失禁，尿频、尿急常特别明显，每小时可达 5 次以上，每次尿量不多，甚至只有几滴，排尿终末可有下腹部疼痛。尿液浑浊，有时出现血尿，常在终末期明显，有时为全程血尿，甚至有血块排出。可有急迫性尿失禁。经检查示膀胱内有结石
膀胱功能	贮尿	在贮尿的过程中，膀胱肌肉具有持续张力和调节能力。膀胱肌肉的调节性表现在膀胱内尿量尚未达到饱和容量时，膀胱内压几乎没有改变，不会随着尿量的增加而增加。一旦达到饱和容量，膀胱三角区受到牵拉，就会产生尿意
	排尿	在神经的支配下，膀胱肌肉收缩、尿道周围及骨盆底部的肌肉放松。这时，尿道的长度缩短、管腔增粗、尿道内张力减少。两者协调的结果是膀胱颈部和后尿道呈漏斗状张开，尿道外括约肌松弛、解除膀胱颈和后尿道内的阻力，将尿液排出体外
结语		膀胱的功能包括贮尿及排尿两个方面。贮尿和排尿的动作除需正常神经支配外，还需由膀胱和尿道的平滑肌、骨盆底部的横纹肌协调完成。膀胱病变通常最早反映在尿液或排尿过程中的异常，请注意观察区别

10. 前列腺在体内是什么位置

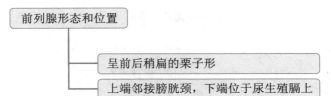

前列腺形态和位置

呈前后稍扁的栗子形

上端邻接膀胱颈，下端位于尿生殖膈上

典型案例	患者，男，63 岁，已婚。表现为尿频、尿急、尿痛，可出现尿滴沥、终末血尿、会阴部坠胀疼痛，并可向阴部、腰骶部或大腿放射，可出现高热、寒战、头痛、全身疼痛、神疲乏力、食欲不振等症状。临床诊断为前列腺炎
前列腺形态	前列腺呈前后稍扁的栗子形，由腺组织和肌组织构成。前列腺上端横径约 4cm，垂直径约 3cm，前后径约 2cm。表面包有筋膜鞘，称为前列腺囊。囊与前列腺之间有前列腺静脉丛。前列腺的分泌物是精液的主要组成部分
前列腺位置	前列腺是不成对的实质性器官，上端宽大称为前列腺底，邻接膀胱颈。下端尖细，位于尿生殖膈上，称为前列腺尖。底与尖之间的部分称为前列腺体。体的后面较平坦，在正中线上有一纵行浅沟，称为前列腺沟。男性尿道在腺底近前缘处穿入前列腺，经腺实质前部，由前列腺尖穿出
结语	前列腺是男性特有的性腺器官。前列腺形如栗子，底朝上，与膀胱相贴，尖朝下，抵泌尿生殖膈，前面贴耻骨联合，后面依直肠，所以前列腺肿大时，可做直肠指诊，触知前列腺的背面

11. 尿路感染途径有哪些

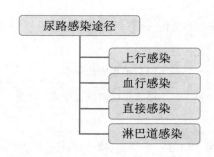

典型案例		患者，女，29 岁，已婚。主要为白带增多，呈脓性，或有异常出血如经间期出血、性交后出血等。常伴有腰酸及下腹部不适。妇科检查见宫颈红肿，宫颈黏膜外翻，宫颈有触痛。如果感染沿宫颈淋巴管向周围扩散，则可引起宫颈上皮脱落，甚至形成溃疡。临床诊断为因宫颈炎引发尿路感染
尿路感染途径	上行感染	病原菌经由尿道上行至膀胱，甚至输尿管、肾盂引起的感染称为上行感染，约占尿路感染的 95%。正常情况下前尿道和尿道口周围定居着少量细菌，如链球菌、乳酸菌、葡萄球菌和类白喉杆菌等，但不致病。某些因素如性生活、尿路梗阻、医源性操作、生殖器感染等可导致上行感染的发生
	血行感染	指病原菌通过血运到达肾脏和尿路其他部位引起的感染。此种感染途径少见，不足 3%。多发生于患有慢性疾病或接受免疫抑制剂治疗的患者。常见的病原菌有金黄色葡萄球菌、沙门菌属、假单胞菌属和白色念珠菌属等
	直接感染	泌尿系统周围器官、组织发生感染时，病原菌偶可直接侵入泌尿系统导致的感染
	淋巴道感染	盆腔和下腹部的器官感染时，病原菌可从淋巴道感染泌尿系统，但罕见
预防		加强卫生防护，定期随访
结语		尿路感染是指各种病原微生物在尿路中生长、繁殖而引起的尿路感染性疾病。多见于育龄期妇女、老年人、免疫力低下及尿路畸形者。该部分主要叙述由细菌感染所引起的尿路感染

12. 女性有哪几个阶段易患尿路感染

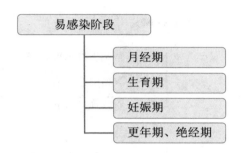

典型案例		患者，女，27 岁，已婚。病程 19 天，经产妇，妊娠晚期因尿路感染就诊，临床以尿频、尿感灼热、尿急等为主要表现。过分担心尿路感染对胎儿健康造成不良影响，而产生焦虑、紧张、恐惧等负面情绪
易感染阶段	月经期	女性月经期机体抵抗力降低及尿道口受经血刺激而易发生感染
	生育期	因性行为导致尿路感染的发病率高，特别是新婚蜜月期间，频繁性生活易引起急性膀胱炎
	妊娠期	由于雌激素分泌增多，使尿道周围菌群发生改变及局部免疫力降低，可引起输尿管平滑肌降低，导致尿流不畅，细菌侵入致病。有明显细菌尿者需积极治疗
	更年期、绝经期	因卵巢功能下降，分泌雌激素减少，膀胱、尿道和生殖器官上覆盖的黏膜萎缩，局部免疫功能下降而引发感染。更年期和绝经期妇女易患膀胱炎
预防		需依据不同阶段的发病特点，行针对性的预防
结语		2%～8%妊娠妇女可发生尿路感染，与孕期输尿管蠕动功能减弱、暂时性膀胱输尿管活瓣关闭不全及妊娠后期子宫增大致尿液引流不畅有关。宜选用毒性小的抗菌药物，如阿莫西林、呋喃妥因或头孢菌素类药物进行治疗

13. 正常人的排尿动作是怎样完成的

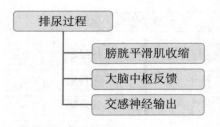

典型案例		患者，女，21岁，未婚。因忙于考研，自觉月经对生活造成的不便，放弃卫生护理，引起尿路感染。以腰酸、尿频为主要临床表现，情绪低落，因排尿不适而到医院就诊
排尿过程	膀胱平滑肌收缩	膀胱平滑肌又称逼尿肌。膀胱壁上的受体受到机械性牵拉而达到兴奋，逼尿肌就会发生阵发性收缩，产生尿意，即有排尿的感觉。这种膨胀刺激冲动引起排尿感觉
	大脑中枢反馈	由副交感神经感觉纤维传递到脊髓反射弧，再由此把排尿感觉通过脊髓传导到脑干和大脑皮层的排尿反射高位中枢，随后由大脑通过思维，确定是否有合适的环境可以排尿
	交感神经输出	然后再将排尿运动的冲动经过脊髓传导，通过交感神经输出纤维（盆神经）到达膀胱，促使逼尿肌强烈收缩，膀胱颈内括约肌松弛，于是尿液进入后尿道。这时尿液还可以刺激尿道的感受器，冲动沿阴部神经再次传到脊髓排尿中枢
结语		排尿是一种受意识控制的神经反射活动，要完成这一反射活动必须要有完整的大脑调节中心、脊髓反射弧和膀胱平滑肌

14. 尿路感染会发生哪些病理改变

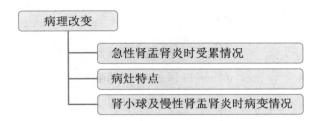

典型案例		患者，女，21岁，未婚。因忙于考研，自觉月经对生活造成不便，放弃卫生护理，引起尿路感染。以腰酸、尿频为主要临床表现，情绪低落，因排尿不适而到医院就诊
病理改变	急性肾盂肾炎时受累情况	急性肾盂肾炎可单侧或双侧肾脏受累，表现为局限或广泛的肾盂肾盏黏膜充血、水肿，表面有脓性分泌物，黏膜下可有细小脓肿，于一个或几个肾乳头可见大小不一、尖端指向肾乳头、基底伸向肾皮质的楔形炎症病灶
	病灶特点	病灶内可见不同程度的肾小管上皮细胞肿胀、坏死、脱落，肾小管腔中有脓性分泌物。肾间质水肿，内有白细胞浸润和小脓肿形成。炎症剧烈时可有广泛性出血，较大的炎症病灶愈合后局部形成瘢痕
	肾小球及慢性肾盂肾炎时病变情况	肾小球一般无形态学改变。合并有尿路梗阻者，炎症范围常广泛。慢性肾盂肾炎双侧肾脏病变常不一致，肾脏体积缩小，表面不光滑。有肾盂肾盏粘连、变形，肾乳头瘢痕形成，肾小管萎缩及肾间质淋巴-单核细胞浸润等慢性炎症表现
预防		加强卫生防护，若有异常立即就诊
结语		急性膀胱炎的病理变化主要表现为膀胱黏膜血管扩张、充血、上皮细胞肿胀、黏膜下组织充血、水肿及炎症细胞浸润，重者可有点状或片状出血，甚至黏膜溃疡

15. 机体对尿路感染的防御机制有哪些

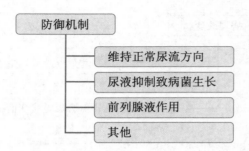

典型案例	患者，53 岁，已婚。临床诊断为间质性膀胱炎合并尿路感染。有膀胱和盆腔周围的轻度不适、压迫感、压痛，剧烈疼痛。症状包括急迫排尿（尿急），频繁排尿（尿频），或同时存在。在膀胱充满尿液时这些症状会加重	
防御机制	维持正常尿流方向	维持正常尿流方向，使尿液不发生反流；并阻止致病菌逆流而上造成感染
	尿液抑制致病菌生长	尿液保持低 pH、高渗透压、高尿素氮浓度和高有机酸浓度以抑制致病菌的生长
	前列腺液作用	前列腺分泌的前列腺液具有抑制致病菌生长的作用
	其他	尿路上皮的抗黏附机制（包括尿道黏液、免疫球蛋白等），能有效地阻止致病菌黏附于尿路上皮。尿路上皮的吞噬作用能消灭黏附于尿路上皮的致病菌
结语	一旦自然防御机制受到破坏，就容易发生尿路感染。因此，在尿路感染的治疗过程中，应当保护并充分发挥机体防御机制的作用，以利于提高药物治疗的效果。改善患者体质，提高免疫力，以使预后获得整体改善	

16. 有哪些特殊类型的尿路感染

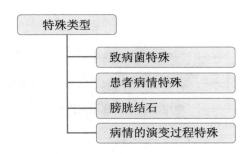

典型案例		患者，男，32岁，已婚。在进行健康查体时发现患有泌尿系结石。结石活动或下移时腰腹部绞痛，程度重，难以忍受，需注射哌替啶等强力止痛药才能奏效。伴恶心、呕吐、小便发红等症状。后出现程度不同的低热、间歇性尿频、排尿不适、腰部酸痛及肾小管功能受损表现。结石活动期做 B 超，有双侧肾积水合并感染致尿道局部炎症而就诊
特殊类型	致病菌特殊	L 型细菌尿路感染、真菌性尿路感染、泌尿道滴虫病、黄色肉芽肿性肾盂肾炎
	患者病情特殊	男性尿路感染、老年尿路感染、小儿尿路感染、妊娠期尿路感染、尿道综合征、结石性尿路感染
	膀胱结石	可使膀胱黏膜发生滤泡样炎性病变或溃疡，晚期可引起膀胱周围炎
	病情的演变过程特殊	慢性肾衰竭并发的尿路感染、尿路软斑症等
预防		加强卫生防护，若有异常立即就诊
结语		以往临床医学中研究的尿路感染，多指一般细菌尤其是大肠埃希菌引起的感染，即非特异性尿路感染。除了一般尿路感染外，还有一部分特殊类型的尿路感染，主要表现为致病菌特殊、患者病情特殊、病情的演变过程特殊等

17. 什么是无症状细菌尿

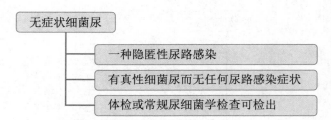

典型案例		患者，女，25 岁，已婚。由症状性尿路感染演变而来，即症状性尿路感染自然缓解或经治疗后症状消失，而仅留有细菌尿，并可持续多年。有些无症状性细菌尿者，可无急性尿路感染的病史。此外，在尿路器械检查后发生或在慢性肾脏病的基础上发生的尿路感染，常常无明显症状。诊断为无症状细菌尿
临床治疗	妊娠期	复方磺胺甲噁唑片在妊娠早期可用，但不能用于妊娠最后 3 个月。一般应服药 2 周，在疗程结束后应随诊做尿培养。如有复发很可能是隐匿性肾盂肾炎，此时应按药敏试验结果选药再服 2 周，然后进行长程低剂量疗法。患者于产后 10 周，应做静脉肾盂造影
	学龄前	尿路有复杂情况的患者，多数会有无症状细菌尿，一般亦不用抗生素治疗，因其不易根治。如果发生有症状尿路感染，则应立即治疗
预后		儿童和孕妇的无症状细菌尿如果不立即进行治疗，其预后多不良。因婴幼儿的肾脏处于生长发育时期，很容易受到感染的损害从而引起肾组织瘢痕
结语		无症状细菌尿是一种隐匿性尿路感染，即指患者有真性细菌尿而无任何尿路感染的临床症状。常在体检或因其他肾脏疾病做常规尿细菌学检查时发现

病 因 篇

18. 尿路感染的致病菌有哪些

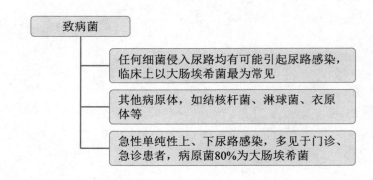

致病菌	
	任何细菌侵入尿路均有可能引起尿路感染，临床上以大肠埃希菌最为常见
	其他病原体，如结核杆菌、淋球菌、衣原体等
	急性单纯性上、下尿路感染，多见于门诊、急诊患者，病原菌80%为大肠埃希菌

典型案例	患者主诉尿频、尿急，尿热痛加重 2 天入院，现出现尿刺痛、尿色赤、小腹胀痛。检查：肾区叩打痛明显，体温 38.5℃，血白细胞 $15.7×10^9$/L，尿检白细胞 20～30 个/HP，红细胞 15～20 个/HP，尿培养出大肠埃希菌阳性。白细胞排泄率 26 万/h。肝、肾功能正常，舌红苔黄腻，脉弦数。西医诊断为急性尿路感染（急性肾盂肾炎）
致病菌	任何细菌侵入尿路均有可能引起尿路感染，临床上以大肠埃希菌最为常见。其次为变形杆菌、粪链球菌、葡萄球菌、铜绿假单胞菌、副大肠埃希菌、克雷伯菌或产气杆菌。其他病原体，如结核杆菌、淋球菌、衣原体、支原体、真菌、滴虫等也可引起尿路感染
	急性单纯性上、下尿路感染，多见于门诊、急诊患者，病原菌 80%以上为大肠埃希菌。复杂性尿路感染的病原菌除仍以大肠埃希菌为多见（30%～50%）外，也可为肠球菌属、变形杆菌属、铜绿假单胞菌等。在住院期间的获得性尿路感染的病原菌有葡萄球菌属、念珠菌属等
结语	任何细菌侵入尿路均有可能引起尿路感染，临床上以大肠埃希菌最为常见。尿路感染多有一定的诱因，应仔细检查患者尿液的细菌培养，以明确患者发生尿路感染的"罪魁祸首"——致病菌。根据不同的致病菌进行治疗和积极预防对于尿路感染的治疗很重要

19. 急性细菌性膀胱炎的致病因素有哪些

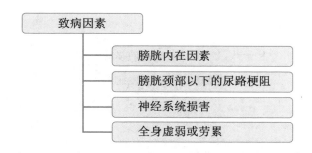

典型案例	患者，男，32 岁。临床症状：尿频、尿等待，偶有尿痛。膀胱刺激征明显。最近出现早泄现象。医院临床检查：双肾大小、形态正常，包膜光滑，前列腺形态稍增大。前列腺液检查：白细胞（++++），卵磷脂小体（++）。患者排尿后，膀胱内未见明显残余尿。尿检一般有隐血（+），红细胞偏高，尿白细胞微量。诊断为前列腺炎膀胱炎
致病因素	急性细菌性膀胱炎是指正常膀胱被细菌侵犯而产生的急性炎症。感染通常由大肠埃希菌（常为埃希菌株）自尿道上行至膀胱所致
	膀胱内在因素如膀胱内有结石、异物、肿瘤和留置导尿管等，使膀胱黏膜受到机械性刺激，防御能力遭到破坏，由此造成的损伤与出血有利于细菌的入侵
	膀胱颈部以下的尿路梗阻可引起排尿障碍，失去尿液的冲洗作用，同时产生剩余尿，而剩余尿则成为细菌生长的良好培养基
	神经系统损害如神经系统疾病或盆腔广泛手术伤及支配膀胱的神经，均可造成排尿困难而导致尿路感染
	全身虚弱或劳累会降低膀胱的抵抗力，使膀胱易于感染
结语	急性细菌性膀胱炎是指正常膀胱被细菌侵犯而产生的急性炎症。感染通常由大肠埃希菌（常为埃希菌株）自尿道上行至膀胱所致。注意致病因素，预防急性细菌性膀胱炎发生

20. 慢性细菌性膀胱炎的致病因素有哪些

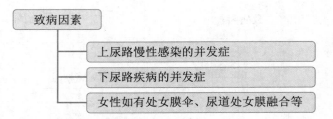

典型案例	患者主诉为持续性或反复发作的尿频、尿急、尿痛，尿液浑浊或呈脓性。检查：在膀胱耻骨区有压痛。尿常规检查：尿中可见红细胞、白细胞、脓细胞。诊断为慢性细菌性膀胱炎
致病因素	慢性细菌性膀胱炎是由于膀胱感染持续存在或急性感染迁延不愈而导致，有人认为是原有的膀胱感染未愈或再发作，也有人认为是指 1 年中有 3 次或 3 次以上的膀胱感染引起
	慢性细菌性膀胱炎可以是上尿路慢性感染的并发症
	可以是下尿路疾病的并发症。如前列腺增生、尿道狭窄、神经源性膀胱等都会导致排尿困难，膀胱内剩余尿增加，而成为慢性膀胱炎反复发作和感染不易治愈的原因
	女性如有处女膜伞、尿道处女膜融合、尿道旁腺脓肿、妇科炎症等，也是造成慢性膀胱炎的重要因素
结语	慢性细菌性膀胱炎呈复发性膀胱刺激症状，如尿急、尿频、尿痛等，是由于急性膀胱炎迁延不愈而致，或是上尿路感染的并发症，也可能是前列腺炎、前列腺增生、结石的并发症。慢性膀胱炎的症状比急性膀胱炎症状轻。注意致病因素，预防慢性细菌性膀胱炎发生

21. 什么是蜜月性膀胱炎

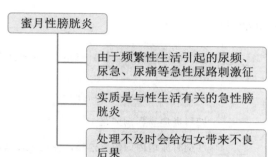

蜜月性膀胱炎
- 由于频繁性生活引起的尿频、尿急、尿痛等急性尿路刺激征
- 实质是与性生活有关的急性膀胱炎
- 处理不及时会给妇女带来不良后果

典型案例	患者主诉新婚夫妇蜜月旅行归来后新娘即出现尿频、尿痛、腰痛，甚至畏寒、发热等不适症状的膀胱急性炎症情况。诊断为蜜月性膀胱炎
蜜月性膀胱炎	蜜月性膀胱炎是指女性在新婚蜜月期间，由于频繁性生活引起的尿频、尿急、尿痛等急性尿路刺激症状。因发生在新婚夫妻的蜜月期，故被称为蜜月性膀胱炎
	实质是与性生活有关的急性膀胱炎
	主要是由于性交时女性尿道内口位置内移,尿道过短者,细菌易进入膀胱。当性交时间过长、次数多、强度大时，阴道前壁充血，膀胱颈附近组织也充血，易发生炎症
	多为急性膀胱炎，此时注意彻底治疗，可以防止形成慢性膀胱炎
结语	蜜月性膀胱炎患者并不少见。蜜月性膀胱炎处理不及时会给妇女带来不良后果，应当引起足够的重视。预防蜜月性膀胱炎，最主要的措施是注意卫生。性交前夫妻双方都应把外生殖器清洗干净，尤其男方应将冠状沟中的污垢用肥皂清洗，以减少性交时带入细菌的机会。性交后女方应排尿一次，将尿道里的细菌冲洗出来，性交次数不宜过频。新婚期间一旦出现尿路感染的症状时，要多饮水并停止性生活，膀胱炎症状轻者，往往可以自愈。若病情严重时，要尽快到医院诊治，不要拖延，以免造成不良后果

22. 女性比男性更易患尿路感染吗

```
女性尿路感染
        ├── 女性尿道短而宽，长3～5cm，括约肌薄弱，
        │    细菌易侵入
        ├── 月经血是细菌良好的培养基
        ├── 妇科炎症易影响尿路
        ├── 性交时尿道内口位置内移，尿道过短者，
        │    细菌易进入膀胱
        ├── 妊娠期黄体酮分泌增多
        └── 产后机体抵抗力减弱
```

典型案例	患者 5 天前出现尿频、尿急、尿痛，并发寒战、发热，恶心、呕吐伴有腹痛，逐渐加重。到医院就诊，检查：体温 38.3℃，心率 92 次/分，肾区、输尿管区压痛明显。血白细胞 $14.5×10^9$/L，尿白细胞 20～30 个/HP，尿培养出大肠埃希菌阳性，血尿素氮 6.5mmol/L，肝功能正常。舌红，苔白腻，脉滑数。诊断为肾盂肾炎
女性尿路感染	女性尿道短而宽，长 3～5cm，括约肌薄弱，细菌易侵入，加之女性尿道口靠近阴道及肛门，会将细菌带入尿道口周围，造成尿路感染
	月经血是细菌良好的培养基，如果不注意经期卫生，易使细菌大量繁殖。经期抵抗力降低也成为发病因素之一
	妇科炎症易影响尿路，如宫颈炎、滴虫性或霉菌性阴道炎、附件炎及盆腔炎等常可引起膀胱炎、尿道炎
	性交时尿道内口位置内移，尿道过短者，细菌易进入膀胱，使炎症易发生
	妊娠期黄体酮分泌增多，可使输尿管张力降低，蠕动减弱，增大的子宫压迫输尿管和膀胱，使尿流不畅，细菌易于繁殖
	产后机体抵抗力减弱，若是难产、产程过长等因素，膀胱受压时间过久，黏膜充血、损伤，产后尿潴留，均易造成尿路感染
结语	女性易患尿路感染与女性尿道的解剖和生理结构有关

23. 月经期易发生尿路感染吗

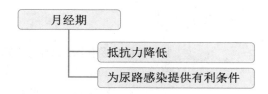

经典案例	患者主诉突然感觉尿频、尿急、尿道刺痛，自觉口干，小腹胀痛。检查：舌质红，苔黄腻，脉弦数，膀胱区压痛。化验检查：尿培养大肠埃希菌阳性，尿白细胞满视野。诊断为急性膀胱炎
月经期	月经期妇女抵抗力降低，抵御细菌侵袭的能力下降。由于女性泌尿生殖系统结构的特殊性，细菌易进入
	月经血是细菌良好的培养基。女性的尿道口与阴道和肛门邻近，无论是阴道还是肛门周围，都有大量细菌，阴道的分泌物也是一种较好的培养基，使细菌更容易繁殖。因此女性应勤加清洗，尽量减少细菌的数量，以降低发病机会
	使用卫生巾使会阴部形成一个非常适合细菌生长繁殖的环境。妇女会阴部存在的细菌大量增殖，并经尿道侵入膀胱，引起尿路感染。另外消毒不合格的卫生巾也是导致尿路感染的因素之一
	月经给女性的个人卫生护理带来不便，易使女性忽略或暂时放弃卫生护理，给细菌繁殖带来机会
结语	妇女在月经期容易得尿路感染，是急性膀胱炎的高发期。月经期妇女抵抗力降低，抵御细菌侵袭的能力下降。女性在月经期要注意休息，加强个人护理，使用质量好的卫生巾，并且及时更换，以减少尿路感染的机会

24. 尿石症与尿路感染有什么关系

```
尿石症与尿路感染的关系
        ├── 肾结石合并感染会造成肾内的炎性
        │   病变
        ├── 膀胱结石并发感染可使膀胱黏膜发
        │   生滤泡样炎性病变或溃疡
        └── 尿道结石合并感染可发生尿道局部
            炎症、尿道周围炎或尿道周围脓肿
```

典型案例	患者，男，40 岁。因右腰部疼痛 2 天来诊，疼痛阵发性，疼痛发作时辗转不安，不能直立，喜按，伴恶心、呕吐；疼痛缓解时如常人，活动自如，小便顺畅，尿黄，无尿道疼痛。既往曾有结石病史。诊断为尿石症
尿石症与尿路感染的关系	尿石造成的尿路梗阻及其对尿路上皮的损伤都可以合并尿路感染；尿路感染（尤其是由分解尿素细菌引起者）时，尿 pH 升高和出现的脓性分泌物可以诱发感染结石
	肾结石合并感染会造成肾内的炎性病变（包括肾盂肾炎、肾实质脓肿、肾积脓及肾周围炎），就会出现发热症状。发热的出现说明结石造成的感染十分严重
	输尿管结石合并感染可使输尿管扩张更为显著，在管腔内形成脓性尿液，并向上使感染扩展至肾脏，管腔外引起输尿管周围炎，也可能引起发热
	膀胱结石并发感染可使膀胱黏膜发生滤泡样炎性病变或溃疡，晚期可引起膀胱周围炎，严重时则出现发热
	尿道结石合并感染可发生尿道局部炎症、尿道周围炎或尿道周围脓肿，脓肿可向阴囊、会阴溃破形成尿瘘，也可能引起发热
结语	尿石症与尿路感染之间存在十分密切的关系。尿石造成的尿路梗阻及其对尿路上皮的损伤都可以合并尿路感染。尿路感染的脓性分泌物可以诱发感染结石

25. 尿路梗阻与尿路感染有什么关系

```
尿路梗阻与尿路感染的关系
        └── 尿路感染是尿路梗阻最常见的并
            发症
        └── 尿路感染经久不愈也会引起尿路
            梗阻
```

典型案例	患者，男。临床表现为腰疼、腰部不适等症状。严重肾积水会损害肾功能，而尿路梗阻会导致肾积水
尿路梗阻与尿路感染的关系	尿路的任何部位如果有导致尿液通过受阻的情况存在就叫做尿路梗阻。尿路梗阻可以由尿路本身的疾病引起，如包茎、尿道狭窄、前列腺增生症、输尿管结石、肾盂输尿管连接部梗阻等；也可以由尿路周围邻近器官及组织的压迫（如腹膜后的肿瘤、妊娠子宫等）造成梗阻
	尿路感染是尿路梗阻最常见的并发症。梗阻时，由于尿液滞留、组织受损、尿液外渗等因素，均有利于尿液中细菌的生长，一旦机体抵抗力下降，细菌就会兴风作浪，并在梗阻的上方引起感染，并分别导致肾盂肾炎、输尿管炎、膀胱炎、尿道炎。严重时还可合并肾积脓，肾周围炎，肾周围脓肿，尿道周围脓肿，尿道破溃可以引起尿瘘
	尿路感染多见于下尿路的梗阻，可能与细菌易于黏附于膀胱黏膜有关。梗阻严重并发尿路感染（尤其是上尿路感染）另一方面，梗阻的存在又会使感染的治疗变得十分困难。不解决梗阻的问题，细菌得以继续在尿路生长繁殖，感染就会久治不愈
	尿路感染经久不愈也会引起尿路梗阻。例如患淋菌性尿道炎的患者往往会因为淋球菌对尿道黏膜的破坏，治疗不及时就会导致瘢痕形成，挛缩，发展成严重的尿道狭窄
结语	尿路感染是尿路梗阻最常见的并发症。尿路感染经久不愈也会引起尿路梗阻

26. 前列腺增生对尿路感染的影响如何

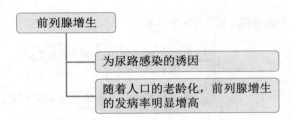

典型案例	患者长期手淫无度，1 年来出现尿频、尿急、尿痛、尿不尽感，会阴及小腹部疼痛不适，终末尿带白色分泌物多。近 1 个月因连续加班劳累后上述症状又加重，患者精神紧张，极为痛苦，严重影响正常工作和生活。直肠指诊：中央沟变浅，质地较硬，有结节感，触痛。前列腺液常规检查：白细胞 15～20 个/HP，红细胞 1～3 个/HP，卵磷脂小体减少。诊断：前列腺炎
前列腺增生对尿路感染的影响	前列腺增生是老年男性的一种常见病。随着年龄的增加，前列腺增生引起的排尿困难症状会逐渐加重。尿路梗阻的症状逐渐加重并最终发展为尿潴留。膀胱内有大量的剩余尿，可诱发尿路感染。梗阻的程度越严重，尿路感染的机会越多
	前列腺增生的晚期，膀胱壁上有大量的小梁小室。大小不一的小室（乃至憩室）就成为细菌的"藏污纳垢"之地，使尿路感染难以治愈。长期反复的感染还会加重膀胱逼尿肌的损害，使病情又趋复杂化
结语	近年来，随着人口的老龄化，前列腺增生的发病率明显增高，由此引起的尿路感染也随之增多。与其他尿路梗阻引起的尿路感染一样，只要及时发现，及时治疗，就可以延缓前列腺增生发展的病程，尿路感染的问题也就不那么突出了

27. 尿道狭窄对尿路感染的影响如何

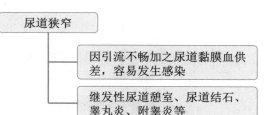

经典案例	患者，男。排尿困难，渐进性排尿不畅，尿流变细，有时排尿中断，排尿淋漓，甚至不能排尿。长期排尿困难引起上尿路病理性改变，肾积水、肾萎缩、肾功能不全。诊断为尿道狭窄引起的尿路感染
尿道狭窄对尿路感染的影响	除了先天性的尿道狭窄外，绝大多数尿道狭窄都由外伤所致。任何对尿道上皮或尿道海绵体的损伤，在其愈合过程中都可因瘢痕形成而引起尿道狭窄
	尿道狭窄形成后，近段尿道因排尿时的压力升高而扩张，排尿结束后扩张的尿道内会有残留的尿液，因引流不畅加之尿道黏膜血供差，就容易发生感染。在用力排尿时可引起尿道黏膜破损，可导致尿液外渗，进而发生尿道周围炎，尿道周围脓肿，脓肿穿破皮肤形成尿瘘。尿瘘瘘管部位视狭窄部位而异。由前尿道狭窄所致者多在会阴部或阴囊部，由后尿道狭窄所致的尿瘘则可出现在股内侧，亦可形成尿道直肠瘘
	尿道狭窄还可发生继发性尿道憩室、尿道结石、前列腺炎、前列腺脓肿、睾丸炎、附睾炎等。不少病例可并发膀胱炎、膀胱结石及上尿路感染
结语	要解决尿道狭窄引起的尿路感染，就必须先治好尿道狭窄。大部分尿道狭窄患者可以通过定期尿道扩张而治愈，但在操作时必须注意循序渐进，逐渐增加尿道探子的直径，万万不可操之过急

28. 糖尿病对尿路感染的影响如何

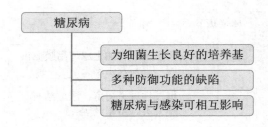

典型案例	患者，女，65 岁。2 型糖尿病病史 8 年，诊断时血糖：空腹 8.6mmol/L，早餐后 2 小时 14.3mmol/L。口服格列苯脲和二甲双胍治疗，服药剂量不固定，血糖未规律检测。近半年明显消瘦，伴尿频、尿急、尿痛，自服三金片治疗，无明显疗效，遂来医院就诊
糖尿病对尿路感染的影响	糖尿病是一个全身性的疾病。由于抵抗力降低，糖尿病患者（尤其是老年人）很容易患尿路感染
	糖尿病患者的尿液中葡萄糖含量升高，使尿液成为细菌生长良好的培养基。某些细菌在含糖量较高的尿液中容易繁殖
	严重的糖尿病患者往往同时伴有细胞吞噬、细胞免疫等多种防御功能的缺陷，更容易发生尿路感染
	糖尿病患者易继发末梢神经的病变。作为其结果，神经源性膀胱、尿潴留时细菌容易在膀胱内繁殖，特别是留置导尿管后更易发生逆行性尿路感染
	糖尿病与感染可相互影响，糖尿病患者容易并发感染，而感染可加重糖尿病。糖尿病患者并发感染的患病率可高达 32.6%～90.5%。在这些感染中以呼吸系统感染最多，其次为尿路感染。糖尿病患者的尿路感染最常见的致病菌为革兰阴性菌，真菌感染也可见到
结语	糖尿病患者尿路感染的发生率较一般人群高。在肾盂肾炎患者中，36%的妇女和 16%的男性患糖尿病

29. 免疫功能不全对尿路感染的影响如何

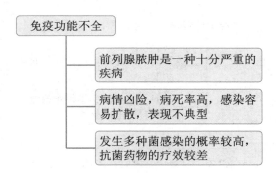

典型案例	患者，男。肺炎先天免疫力缺陷，败血症、贫血、肺气肿等未治愈，但不发烧伴有咳嗽，近半年明显消瘦，伴尿频、尿急、尿痛
免疫功能 不全对 尿路感染 的影响	任何影响和损伤机体免疫功能的因素，都可以使人易患感染，尿路感染亦然。免疫缺陷患者罹患尿路感染时的临床表现及转归与正常人有所不同
	免疫功能受损或低下包括原发性和继发性2种。在临床上以药物、肿瘤、感染、创伤等所致的继发性免疫功能受损或低下较为多见。这些患者易患细胞内细菌、病毒、真菌的感染，尿路感染的发病率要明显高于正常人
	免疫功能低下者患尿路感染时的病原菌除大肠埃希菌外，常存在耐药菌株，如肺炎克雷伯菌、枸橼酸杆菌、沙雷菌、肠杆菌属、铜绿假单胞菌、葡萄球菌等。应及时做尿培养及药敏试验。在人类免疫缺陷病毒阳性患者中，尿道炎和附睾炎最常见的致病菌是沙眼衣原体和淋球菌
	在免疫功能受损或低下患者的尿路感染中，前列腺脓肿是一种十分严重的疾病
	免疫功能低下合并尿路感染患者具有下列特点：病情凶险，病死率高；感染容易扩散；感染的临床表现不典型；发生多种细菌感染的概率较高；抗菌药物的疗效较差
结语	对免疫功能不全的患者必须给予足够的重视，以免延误治疗并导致严重的后果

30. 神经源性膀胱与尿路感染有什么关系

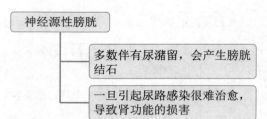

典型案例	患儿，男，7岁。神经源性膀胱，尿痛，尿路感染
神经源性膀胱与尿路感染的关系	神经源性膀胱患者因为神经活动的异常导致膀胱逼尿肌活动的不协调，多数伴有尿潴留，膀胱内大量剩余尿不能排出，给细菌的繁殖创造了条件。剩余尿和膀胱炎症会产生膀胱结石。反过来结石又会加重排尿困难和感染。如此恶性循环使尿路感染反复发作，迁延不愈，进而炎症向上尿路蔓延，引起肾盂肾炎，造成肾功能损害
	有些神经源性膀胱患者插有引流尿液的导管，这也是尿路感染的诱发因素之一
	神经源性膀胱患者一旦引起尿路感染就很难治愈，反复感染的结果最终导致肾功能的损害
	治疗神经源性膀胱的主要方法是保护肾脏功能，防止肾盂肾炎、肾积水导致慢性肾衰竭；其次是改善排尿症状以减轻其生活上的痛苦。治疗的具体措施是采用各种非手术或手术方法减少残余尿量，残余尿量被消除或减至很少（50ml以下）之后可减少尿路并发症。但必须注意，有少数患者虽然残余尿量很少甚至完全没有，但仍发生肾盂积水、肾盂肾炎、肾功能减退等并发症。因这些患者排尿时逼尿肌收缩强烈，膀胱内压可高达 19.72kPa（200cmH$_2$O）以上（正常应在 6.9kPa 即 7cmH$_2$O 以下）。应及早进行治疗，解除下尿路梗阻
结语	神经源性膀胱患者应十分注意预防尿路感染，尽可能减少发生尿路感染的机会，并尽一切可能保护肾功能。减少膀胱内剩余尿，保持膀胱内低压是一项非常重要的措施。对于无法用药物解决排尿困难的患者，应给予留置导尿管或做耻骨上膀胱造瘘术以引流尿液。同时应用抗菌药物预防尿路感染的发生

31. 膀胱输尿管反流与尿路感染有什么关系

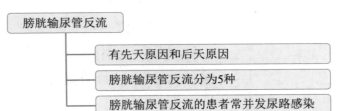

典型案例	婴儿，3 个月。发现尿路感染，B 超发现肾盂积水，尿线细、排尿断断续续、小便不能控制和排尿费力，脊髓磁共振排除脊髓栓系等神经性病变造成的排尿异常。双侧输尿管反流造成反复尿路感染，甚至造成肾瘢痕等严重危及肾功能
膀胱输尿管反流与尿路感染的关系	膀胱输尿管反流的原因主要是由于膀胱输尿管连接部活瓣作用先天性不全或继发于尿路梗阻及神经源膀胱功能障碍
	造成膀胱输尿管反流的先天性原因主要有：①膀胱壁段输尿管纵行肌解剖结构异常，使该段输尿管缩短，从而失去抗反流的能力。②输尿管开口异常。③先天性输尿管发育异常。 造成膀胱输尿管反流的后天性原因主要是尿路梗阻或神经源性膀胱造成膀胱内尿液潴留时膀胱内压长期升高，破坏了输尿管口的抗反流机制，产生反流
	临床上，膀胱输尿管反流患者除了有恶心、呕吐、厌食、嗜睡、发热和生长迟缓等一般症状外，在膀胱充盈或排尿时由于膀胱内压力急剧升高造成尿液即刻向上反流，患者会感到腰部疼痛。若并发急性肾盂肾炎时还可有胁部疼痛或叩击痛。后期可因尿液反流至肾盂和反复的肾盂肾炎造成肾脏发育迟缓和肾瘢痕萎缩，并引起慢性肾功能不全，甚至肾衰竭。有肾瘢痕的反流患者，成年后发生高血压的机会较高
结语	膀胱输尿管反流主要是进行非手术治疗。目的是用药物控制尿路感染，防止肾盂肾炎对肾脏的损害

32. 为什么膀胱阴道瘘患者易患尿路感染

膀胱阴道瘘

- 产科一个十分严重的合并症
- 膀胱与阴道相通，尿液经阴道流出

典型案例	患者，女，30 岁。因子宫肌瘤行子宫全切术后 1 个月出现阴道流尿，伴有排尿困难，呈滴沥状。腹部平片检查和排泄性尿路造影显示左肾不显影
膀胱 阴道瘘	膀胱阴道瘘是产科一个十分严重的合并症。它是因为产程延长，胎头对膀胱底部及尿道长时间压迫造成局部组织坏死的结果
	膀胱阴道瘘其他可能的原因还有骨盆骨折或穿透伤、盆腔手术的合并症、盆腔肿瘤放射治疗后的合并症等
	由于膀胱与阴道相通，尿液持续从瘘口经阴道流出，患者十分痛苦。同时阴道内的细菌也非常容易经瘘口进入膀胱，引发尿路感染
	只要膀胱阴道瘘没有治愈，尿路感染也无法得到治愈。只有通过手术修复瘘口，使尿路与阴道完全隔离开来，才是解决问题的根本
	膀胱阴道瘘原则上应争取手术治疗，尽可能将瘘口修补，达到解剖和功能上的整复。对于瘘管要充分游离，切除或修剪边缘瘢痕组织，阴道壁与膀胱后壁应分层处理，缝合方向不同，且应无张力
结语	政府对患膀胱阴道瘘的妇女十分关心，很早就制定了为她们提供免费手术治疗的政策。近年来，由于加强了对孕妇的产前检查及产科水平的大大提高，膀胱阴道瘘患者已经很少见了

33. 为什么膀胱直肠瘘患者易患尿路感染

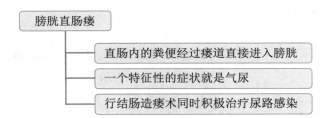

膀胱直肠瘘
- 直肠内的粪便经过瘘道直接进入膀胱
- 一个特征性的症状就是气尿
- 行结肠造瘘术同时积极治疗尿路感染

典型案例	患者，女，60 岁。患宫颈癌，做了子宫清扫术，附件也都拿掉了。半年后转移到盆腔，输尿管被肿瘤压迫，导致右肾积水，再次做了手术，输尿管切除一段，并接上双接管，手术后做了化疗和放疗，今年又做了腹膜后淋巴肿大去除术。术后不停拉肚子，大便从尿道出来，带有血迹。诊断为膀胱直肠瘘
膀胱直肠瘘	膀胱直肠瘘可以是因为骨盆骨折时的损伤、盆腔手术的损伤、放射治疗的合并症、直肠肿瘤破溃至膀胱等因素所致
	由于直肠内的粪便经过瘘管直接进入膀胱，就不可避免地发生尿路感染。而与膀胱阴道瘘相比，膀胱直肠瘘所致的尿路感染更严重，治疗更困难
	膀胱直肠瘘患者除了在尿常规检查时可见脓细胞外，尿液中还可见粪便。还有一个特征性的症状就是气尿。即尿液中除了混有粪便以外，肠道里的气体也会经过瘘管进入膀胱。在排尿时（特别是排尿结束时）膀胱内的气体就会随尿同时从尿道口排出
	对于膀胱直肠瘘的治疗，首先是行结肠造瘘术，让粪便改道，即不让粪便经过瘘口进入膀胱，避免粪便继续污染膀胱。同时积极治疗尿路感染，待条件成熟，再施行瘘口的修复手术
结语	直肠膀胱瘘后期诊断不难。当保留导尿尿液中混合脓絮状物或粪样物，冲洗膀胱时肛门有液体流出，结合膀胱造影即明确诊断

34. 妊娠对尿路感染的影响如何

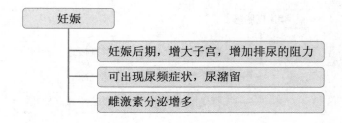

妊娠

妊娠后期，增大子宫，增加排尿的阻力

可出现尿频症状，尿潴留

雌激素分泌增多

典型案例	患者，女，28 岁。孕期表现为尿频、尿急、尿中有大量白细胞、细菌、红细胞或血尿，及时去医院做尿检。确诊为膀胱炎，要卧床休息、多饮水、服药
妊娠对尿路感染的影响	妊娠后，子宫逐渐增大，膀胱也随之向上移位。随着妊娠的进展，膀胱随子宫上升至腹腔，膀胱底部扩大增宽。妊娠期膀胱容量增加，对尿流率有一定的影响
	由于妇女在妊娠期间内分泌的改变，膀胱逼尿肌处于松弛的状态，收缩力量有一定程度的减弱。在妊娠的后期，增大的子宫会对膀胱和后尿道产生压迫，增加排尿的阻力
	由于膀胱受到影响，妊娠期可以产生一系列的症状。如在妊娠早期，增大的子宫对膀胱造成压迫，因此膀胱会受到刺激，出现尿频症状。待妊娠 3 个月后子宫体部超出盆腔，膀胱即不再受压迫，尿频症状即会自然消失。到妊娠后期，胎儿先露部下降入盆，又压迫膀胱，这时又可出现尿频症状。此时，如子宫后倾，可压迫盆腔各脏器。膀胱三角区受压，阻塞后尿道可引起尿潴留
	妊娠期由于雌激素分泌增多，尿道周围的菌群可发生变化、局部免疫力降低，还可引起输尿管平滑肌张力降低，蠕动减弱。在妊娠后期，宫体膨大压迫输尿管及膀胱，导致尿流不畅，这些因素均可使妊娠期尿路感染发病率增高
结语	妊娠是尿路感染的重要诱因。很多孕妇都担心治疗尿路感染的药物会影响胎儿的发育，因此最好的办法是预防尿路感染的发生

35. 为什么更年期、绝经期妇女易患膀胱炎

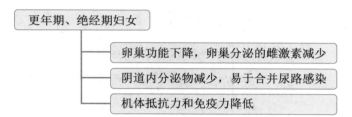

典型案例	患者，女，56岁。出现血尿。病史：急性膀胱炎
更年期、绝经期妇女易患膀胱炎的原因	更年期、绝经期的妇女比育龄期妇女更容易发生膀胱炎，而且尿频、尿急、尿痛的症状常常难以治愈
	妇女至更年期后，卵巢功能下降，卵巢分泌的雌激素减少。这就导致膀胱，尿道和生殖器官的上皮发生萎缩，上皮角化组织减少，糖原含量下降，阴道内的酸性环境遭到破坏，对于细菌的抵抗能力也就减退，细菌容易在阴道和尿道内繁殖，所以更年期和绝经期的妇女易患膀胱炎
	更年期，绝经期妇女由于阴道内分泌物减少，性交时容易造成阴道黏膜的损伤，也易于合并尿路感染
	更年期、绝经期的妇女更容易发生膀胱炎还与她们的机体抵抗力和免疫力降低有关。还有部分妇女合并有糖尿病，高血糖状态是各种感染包括尿路感染的危险因素
	有些妇女反复应用抗生素，造成耐药菌株繁殖，更易诱发尿路感染
结语	经期后妇女经常会发生尿路感染，并易重新感染。雌激素的缺乏引起阴道内乳酸菌减少和致病菌的繁殖增加是感染的重要因素。增加乳酸菌并清除致病菌，可减少尿路感染的发生。需要卧床休息，多饮水，避免刺激性食物，热水坐浴可改善会阴部血液循环，减轻症状。碳酸氢钠等碱性药物，能降低尿液酸度，缓解膀胱痉挛

36. 小儿尿路感染的特点是什么

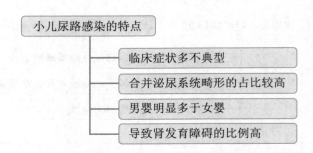

典型案例	患儿，男，3 岁。尿频、尿急、尿痛，即膀胱刺激症状，尿液中出现白细胞和大量细菌尿。以发热、腹痛和镜下血尿为主要表现
小儿尿路感染的特点	尿路感染是小儿泌尿系统的常见病之一
	临床症状多不典型：婴儿期尿路感染往往以高热起病，与呼吸道感染十分相似，有的还伴有食欲不振、呕吐、腹泻、烦躁，甚至惊厥等消化系统和神经系统症状，很少出现典型的尿频、尿急、尿痛等尿路刺激症状。有时因小便有刺痛感而仅表现为哭吵，往往被误诊为上呼吸道感染、婴儿腹泻，甚至颅内感染等。学龄前儿童尽管能够自诉有尿频症状，但还是容易被家长忽略
	合并泌尿系统畸形的占比较高：尿路畸形的患儿尿路感染通常反复发作，经久不愈。对经过治疗后尿路感染仍反复发生的患儿，应进行必要的泌尿系统检查
	男婴明显多于女婴：婴儿尿路感染中男女之比大约为 10:1。可能主要与男婴的包皮垢及泌尿系统畸形多于女婴有关
	导致肾发育障碍的比例高：婴幼儿尿路感染很易造成永久性肾实质损害，甚至肾发育不全，后果远较成人严重
结语	小儿有症状的尿路感染中，约 1/3 有肾瘢痕形成，尤以女性为多见。应当重视小儿尿路感染的诊治，及时发现，及时治疗，以免发生难以挽回的后果

37. 为什么老年人易患尿路感染

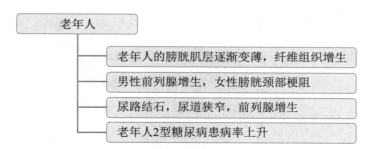

典型案例	患者，男，65 岁。平均日排尿 8 次、夜排尿 4 次，尿意一来，立刻排尿。排尿的当时，尿道及会阴区疼痛或烧灼感
老年人易患尿路感染的原因	随着年龄的增长，老年人的膀胱肌层逐渐变薄，纤维组织增生，膀胱容量减少，逼尿肌收缩力量减弱，排尿后仍有一部分尿液滞留在膀胱内，使膀胱内剩余尿量增多
	由于老年人中枢神经系统疾病影响排尿功能的控制，又易致使膀胱不能自主收缩，引起尿失禁等现象，加上膀胱局部对细菌的抵抗能力减弱，因此造成老年人尿路感染的发生率增高
	老年男性前列腺增生及女性膀胱颈部梗阻可造成程度不同的排尿不适或困难，患者往往出现尿潴留
	男性前列腺液分泌减少，局部抵抗能力减退也是老年男性尿路感染的一个原因。女性骨盆底肌肉松弛而出现膀胱膨出、尿失禁、尿潴留以及因子宫脱垂而致尿流不畅，剩余尿量随年龄增长而逐渐增多，这也是老年女性尿路易感染的一个原因
	老年人 2 型糖尿病患病率上升，可达 10% 以上。糖尿病患者的增多，导致尿路感染的比例也随之增高
结语	随着社会经济的不断发展，人口老龄化的趋势日益明显，老年人的健康问题应该引起高度重视

38. 为什么长期卧床的患者易患尿路感染

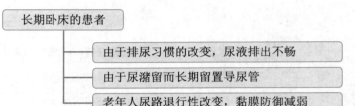

长期卧床的患者
- 由于排尿习惯的改变，尿液排出不畅
- 由于尿潴留而长期留置导尿管
- 老年人尿路退行性改变，黏膜防御减弱

典型案例	患者，男，70 岁。因脑血管及其后遗症而长期卧床，留置导尿管，后并发尿路感染
长期卧床的患者易患尿路感染的原因	由于疾病的原因（如脑血管意外或脑外伤所致的瘫痪、脊柱或下肢骨折，年老体弱，晚期癌症或重度慢性心功能不全等），不少患者不得不长期卧床。这些患者由于排尿习惯的改变，尿液排出不畅，膀胱剩余尿量增多，有利于细菌的生长繁殖，易发生尿路感染
	长期卧床的患者由于尿潴留而长期留置导尿管时，尿路感染的机会增加。留置导尿管时尿路感染的发生率可高达 90%
	长期卧床的患者多见于老年人，而老年人尿路发生退行性改变，黏膜防御能力减弱，且老年男性多有前列腺增生，剩余尿量增多，使细菌容易乘机生长繁殖，从而引起尿路感染
	长期卧床的患者可能身体虚弱，免疫力降低，也易发生尿路感染
结语	随着医学的发展，社会人口老龄化，老年病患者的存活率明显增加，同时卧床的老年患者也显著增多。为了提高老年患者的生存质量，对并发症的预防、治疗显得更加重要。尿路感染是长期卧床患者的并发症之一，一般不严重，但如果处理不当，也可导致肾衰竭，危及生命

39. 为什么经常憋尿易引起尿路感染

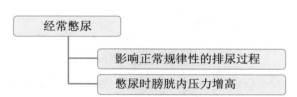

典型案例	患者，男，30 岁。出租车司机长期憋尿，大量的细菌在尿路聚集，引起尿路感染。引起并发症，肾乳头坏死，肾周围脓肿，甚至导致肾衰竭
经常憋尿	正常排尿过程是一种受意识和神经控制的反射性活动。在正常情况下，当膀胱充盈到一定程度时，就会刺激感受器，并经神经反射传至大脑产生尿意。此时如遇不便排尿等场合，只好强忍，不让小便排出称为憋尿
	憋尿是一种不良习惯，其直接危险是导致尿路感染。憋尿影响了正常规律性的排尿过程，使尿液滞留膀胱过久，增加了细菌生长繁殖的机会
	憋尿时膀胱内压力增高，影响了膀胱黏膜的血供和正常的生理功能，降低了黏膜防御能力，故而易发生感染
	憋尿使膀胱内压力增高，细菌易于沿输尿管上行引起肾盂肾炎
	经常憋尿使膀胱扩张而长期处于充盈状态，久而久之，膀胱壁弹性减退，压力感受器反应迟钝，膀胱收缩力下降，以致排尿后膀胱内残存尿量增多，甚至出现尿潴留，进一步加重尿路感染
结语	不应该养成憋尿的习惯，有尿意时应该及时排尿。对于从事特殊工作的人，在上岗之前应尽量少喝水。以免在工作期间出现尴尬的情况

40. 为什么膀胱内异物易引起尿路感染

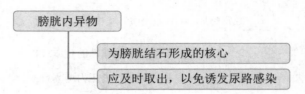

典型案例	患者，男，25 岁。因出于好奇经尿道将牙签异物放入膀胱，不久后出现尿路感染
膀胱内异物	膀胱内异物通常因一些人出于好奇或为探索人体奥秘而经尿道将牙签、电线、塑料管等异物放入膀胱所致；也可是医疗行为过程中遗留的异物（如导尿管气囊破裂后的碎片、暴露于尿液的缝线头）
	异物一旦进入膀胱就会成为膀胱结石形成的核心。结石对膀胱黏膜（尤其是三角区）的机械性刺激，可导致黏膜损伤、出血，使黏膜的防御能力遭到破坏，从而有利于细菌的侵入，引起尿路感染
	在尿路手术时，误用丝线缝合黏膜层，可继发结石，所以泌尿外科手术暴露于尿液的缝线必须使用快速吸收的肠线，更不能遗弃异物于尿路中。外伤时刺入尿路内的碎骨片或弹片等，皆可成为核心而形成结石。导尿管长期在膀胱或肾盂内，也可引起钙盐沉淀，故留置导尿管必须定期更换，即使是硅胶管也应更换，否则形成结石后致使导尿管拔除困难
	尿路感染也会使以异物为核心的膀胱结石日渐增大
结语	一旦膀胱内有异物，就应及时取出，以免引起尿路感染

41. 什么是医源性尿路感染

```
医源性尿路感染
        医疗行为所引起的尿路感染
        医源性尿路感染的发病率高
```

典型案例	患者，男，50 岁。因行导尿术及开放手术导致尿路感染
医源性 尿路感染	医源性尿路感染是指患者在医院期间因诊断性操作或治疗过程中由医疗行为所引起的尿路感染。常见的原因有留置导尿管、泌尿外科的器械检查及治疗、妇产科检查等
	医院环境中，空气是交叉感染的重要途径。除此之外，通过工作人员的手及各种诊断治疗用的器械及设备与患者直接接触，也是不可忽视的感染途径。一般来说，医院内的感染最重要的部位是呼吸道，死亡率也高，其次就是泌尿系统的感染
	尿路感染可占医院内感染的 35%～50%。而在这些尿路感染的病例中，75%～80%是由导尿管所引起，其余则为经尿道操作及开放性手术所致
	医院内尿路感染的病原菌以大肠埃希菌为主，占 50% 以上，而且是抗药性很强的菌株，其余病原菌则为变形杆菌、铜绿假单胞菌及克雷伯菌等，这些也是抗药性强、毒力大的细菌。一旦引起菌血症或败血症，则可导致中毒性休克，死亡率高
	由于泌尿外科疾病本身及诊断和治疗的特殊性，医源性尿路感染的发病率要比其他疾病的医院内感染高
结语	要把医院内感染的比例控制在尽可能低的水平，减轻患者的痛苦及降低医疗的费用

42. 哪些医源性因素可以导致尿路感染

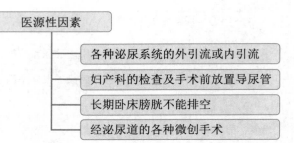

典型案例	患者，女，35 岁。在行导尿术时，操作步骤无菌要求不严而污染导尿管，致使患者尿路感染
医源性因素	医源性尿路感染中最常见的原因是尿路器械的操作，尤其是导尿管的使用。在相对健康的人中，导尿 1 次后发生持续性细菌尿的比例为 1%～2%；在抵抗力差的患者或伴前列腺增生患者中发生率相对较高。留置导尿管 4 天后，发生持续性细菌尿的比例可超过 90%
	各种泌尿系统的外引流或内引流，如肾造瘘管、膀胱造瘘管或输尿管支架管
	一些妇产科的检查及手术前必须放置导尿管，手术后还需留置导尿管
	长期卧床膀胱不能排空可能导致的医源性尿路感染。有些患者因长期服用广谱抗生素，细菌产生了耐药性，有的患者出现菌群失调，也易发生医源性尿路感染
	经泌尿道的各种微创手术（经尿道前列腺电切术、经输尿管镜钬激光碎石术、经皮肾镜取石术等），由于术中器械的来回反复操作，均可能引起尿路感染
	经尿路的器械检查与治疗实际上是一把双刃剑。一方面它是诊断和治疗的重要手段；另一方面它又是造成尿路感染的重要原因
结语	作为医院内感染的尿路感染仍然不能完全避免，这就需要医患双方相互了解，共同努力，战胜疾病

43. 为什么留置导尿管的患者易患尿路感染

```
┌─────────────────┐
│   留置导尿管      │
└─────────────────┘
      │
      ├──┤ 致尿道及膀胱黏膜产生刺激性反应 │
      │
      ├──┤ 集尿袋内壁致病菌溶入尿液内繁殖 │
      │
      └──┤ 病房内病原体较多，患者抵抗力低下 │
```

典型案例	患者，男，35 岁。因开放性的留置导尿管，使细菌沿导尿管的内腔上行而感染膀胱，导致医源性尿路感染
留置导尿管易患尿路感染的原因	导尿管作为异物可致尿道黏膜及膀胱黏膜产生刺激性反应。因尿道本身狭窄、导尿管直径选择不合适或润滑剂不够，无菌操作执行不严格等因素均可导致插入导尿管过程中损伤尿道黏膜，并增加尿道及膀胱感染的机会
	导尿管插入过深易在膀胱内折皱而导致引流不畅，有利于细菌生长繁殖，加重膀胱感染，重者可形成脓尿
	如果导尿管固定不当，导尿管在尿道内移动幅度过大，可加重尿道黏膜的损伤，并将细菌带入尿道及膀胱造成感染。有些患者不能做到按时更换导尿管，致使尿盐沉积在导尿管壁上，也是尿路感染的重要原因
	集尿袋内壁及空气中的致病菌溶入尿液内繁殖。当引流管接触尿液时致病菌顺着引流管内壁上升并进入膀胱。更换集尿袋或冲洗膀胱时引流管与尿管接头端消毒不严格，接头端污染，致病菌可进入膀胱
其他	病房内病原体较多，患者抵抗力低下又辗转于床上，自洁能力丧失而外阴难以保证无菌状态（如果没有按时清洁尿道外口等），均易致尿路感染。尤其截瘫患者合并压疮后使尿路感染加重
结语	在造成泌尿外科院内感染的诸多因素中，留置导尿管是最常见的一个因素

44. 为什么尿道扩张后会出现尿道热

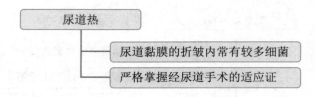

典型案例	患者，男，50岁。在医院做尿道扩张手术，术后感觉尿道有点热，不痛，可以控制，小便不频繁
尿道热	尿道热是因经尿道手术（如尿道扩张术、经尿道前列腺电切术、留置导尿管等）后发生的严重并发症
	患者可在术后一至数小时内出现高热、寒战、恶心、呕吐，重者出现低血压，严重者还可发生中毒性休克、急性肾上腺皮质功能不全
	对经尿道手术后出现尿道热症状的患者（尤其是对曾经发生过尿道热的患者），必须意识到问题的严重性，立即给予有效的治疗，应用大剂量广谱抗生素、激素，合并有休克者应按中毒性休克治疗。如抢救不及时，可致患者死亡
	血常规检查可见白细胞明显增高，血培养可得到与尿培养相同的细菌。之所以会出现这样的情况，是由于尿道黏膜的折皱内常有较多细菌，在经尿道操作时（特别是器械通过尿道狭窄段有一定困难时）会造成尿道黏膜的损伤，尿道内的细菌即可通过
结语	尿道热是困扰泌尿外科医生的一个难题。有些患者即使是很小的操作，哪怕已经做了充分的准备，仍然会发生尿道热。为了避免发生尿道热，应严格掌握经尿道手术（尤其是尿道扩张术）的适应证

45. 为什么有些尿路感染经久不愈

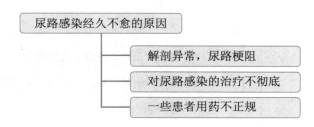

典型案例	患者，女，25 岁。临床症状为尿频、尿急、尿黄，尿检报告检出革兰阳性球菌、革兰阴性双球菌。诊断为细菌性尿路感染
尿路感染经久不愈的原因	解剖异常：尿路有解剖异常（如膀胱三角区先天发育不良、膀胱输尿管反流、肾盂输尿管连接部梗阻等）的患者会因梗阻等因素而经常发生尿路感染
	各种原因所致的尿路梗阻：如前列腺增生、尿道狭窄、膀胱颈部梗阻、输尿管狭窄等造成的机械性梗阻及由于神经源性膀胱、膀胱逼尿肌功能障碍等原因引起的功能性梗阻。其结果是造成肾积水或膀胱内有剩余尿
	对尿路感染的治疗不彻底，尿路内有残存的细菌，一旦机体抵抗力降低或环境发生改变时即迅速繁殖，导致感染复发
	有些经常患尿路感染的患者，自以为自己是"久病成良医"。一出现症状就自行服药；症状一缓解就自行停药。这些患者用药不正规。不仅抗菌药物的选择不当，而且疗程也太短，因为剂量不够，抗菌药物在尿中不能达到有效的抗菌浓度，使细菌长期存在于泌尿系统内
结语	尿路感染经久不愈会造成严重的后果。因此，必须认真寻找原因、采取有效措施、尽快治愈尿路感染。患者一定要遵照医嘱进行正规的治疗，只有这样，才能取得满意的疗效

46. 腺性膀胱炎的病因是什么

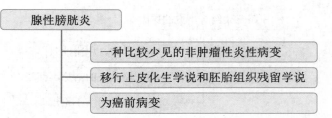

典型案例	患者，女，40岁。因尿频、尿急、尿痛就诊。血尿并发生肾积水。B超检查发现膀胱黏膜毛糙并增厚。其他未发现异常。诊断为腺性膀胱炎
腺性膀胱炎	腺性膀胱炎是一种比较少见的非肿瘤性炎性病变
	目前有2种说法，移行上皮化生学说和胚胎组织残留学说。移行上皮化生学说认为正常的膀胱黏膜内没有腺体，但在梗阻、感染和结石等慢性刺激下，膀胱黏膜上皮形成上皮芽，然后伴有上皮芽的移行上皮细胞向下增殖，到达黏膜固有层而形成移行上皮巢突入基底膜，其中心细胞分化，就成了囊性膀胱炎；随后囊壁表层细胞再形成柱状上皮并有分泌功能，从而形成真正的腺体，即成为腺性膀胱炎或腺癌
	胚胎组织残留学说则认为胚胎时期直肠从尿生殖膈分离时，可能有移位胚胎残余遗留，在一定情况下会转化成腺体成分。化生过程则由炎症所致，若进一步发展可致腺性膀胱炎，也可再发展成恶性病变
	目前认为腺性膀胱炎为癌前病变，有些危险因子可促进腺性膀胱炎向膀胱癌转化。例如：①有害化学物质的长期刺激。②持久反复发作的感染。③腺性膀胱炎伴膀胱结石或排尿不畅
结语	腺性膀胱炎是一种比较少见的非肿瘤性炎性病变，具体病因至今尚不明确

症 状 篇

47. 尿路感染有哪些症状

尿路感染的症状
微生物（主要是细菌）所致的尿路炎症
发病率相当高，多见于女性
排尿异常，尿液异常，腰痛

典型案例	患者，35 岁。经常去外地工作，紧张、劳累后出现尿频、尿急、尿痛征象，有时尿液异常，有时伴有腰痛。到医院就诊，诊断为尿路感染
尿路感染的症状	尿路感染是微生物（主要是细菌）所致的尿路炎症。尿路感染的发病率相当高，多见于女性，尤其是妊娠期妇女
	排尿异常：尿路感染常见的排尿异常是尿路刺激征，即尿频、尿急、尿痛、排尿不适等症状
	全身中毒症状：如发热、寒战、头痛等。主要见于上尿路感染患者，特别是急性尿路感染以及伴有尿路梗阻的患者尤为多见
	尿液异常：尿路感染可引起尿液的异常改变，常见的有细菌尿、脓尿、血尿和气尿等
	腰痛：是临床非常常见的症状。可以引起腰痛的疾病非常多，其中肾脏及肾周围疾病是腰痛的常见原因之一。肾包膜、肾盂以及输尿管受刺激或张力增高时，均可使腰部产生疼痛感觉。肾及肾周围炎症常引起腰部持续剧烈胀痛，慢性肾盂肾炎引起的腰痛常为酸痛。下尿路感染一般不会引起腰痛
结语	尿路感染分为上尿路感染和下尿路感染。上尿路感染指的是肾脏及输尿管的炎症，最常见的是肾盂肾炎；下尿路感染包括尿道和膀胱的炎症。肾盂肾炎又可分为急性肾盂肾炎和慢性肾盂肾炎

48. 尿路感染可以合并哪些疾病，有哪些症状

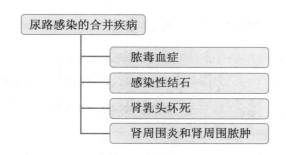

典型案例	患者，女，50 岁。反复尿频、尿急、尿痛 2 年，加重 3 个月，发作时用抗生素治疗。近 1 个月来已经连续发作 3 次，平时腰酸、易疲劳。合并脓血症
尿路感染的合并疾病	脓毒血症：革兰阴性菌脓毒血症的原因中，多发生于急性症状性尿路感染，特别是泌尿系统器械检查，尿道扩张或导尿后
	感染性结石：感染性肾结石由感染而形成的，是一种特殊类型的结石，其成分是磷酸镁铵和羟基磷灰石
	肾乳头坏死：是尿路感染的严重并发症之一，常见于严重肾盂肾炎伴有糖尿病或尿路梗阻时，可合并革兰阴性菌脓毒血症，或导致急性肾衰竭
	肾周围炎和肾周围脓肿：肾包膜与肾周围筋膜之间的脂肪组织发生的感染性炎症称为肾周围炎，如果发生脓肿则称为肾周围脓肿
结语	大多数尿路感染患者经过治疗都能治愈，只有一小部分患者因为种种原因，感染经常复发，病程拖得很长，导致一系列合并症的发生，有的甚至发生严重的合并症

49. 膀胱刺激征有哪些症状

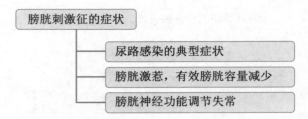

典型案例	患者，女，35 岁。出现尿频、尿急、尿痛、排尿不适等症状。多有白细胞尿，偶有血尿，甚至肉眼血尿。一般无明显的全身中毒症状，有时有腰痛、发热（通常不超过 38℃）。血常规：白细胞数无明显增加。诊断为膀胱刺激征
膀胱刺激征的症状	膀胱刺激症状指的是尿频、尿急、尿痛，也称尿路刺激征，症状是尿路感染的典型症状
	膀胱激惹：是尿路感染时产生膀胱刺激症状最常见的原因。常为炎症性刺激，如肾盂肾炎、膀胱炎、前列腺炎、肾结石合并感染和泌尿系统结核。在急性炎症和活动性泌尿系统结核时最为明显。非炎症性刺激如结石、异物、肿瘤、妊娠压迫等也可引起膀胱刺激症状
	有效膀胱容量减少：如膀胱占位性病变或膀胱壁炎症浸润、硬化、挛缩所致膀胱容量减少，而导致每次排尿量减少，排尿次数增多，常不伴有尿急和尿痛
	膀胱神经功能调节失常：尿频可见于精神紧张和痛病，此时可伴有尿意，但无尿痛
结语	膀胱炎是一种常见尿路感染疾病，其病因很多，大多数为化脓菌感染，患者女性多于男性。膀胱炎根据发病缓急，有急性和慢性之分，前者发病突然，患者症状为尿频、尿急、尿痛，严重时类似尿失禁，尿液浑浊，有脓细胞。急性膀胱炎病程较短，如及时治疗，症状多在 1 周左右消失

50. 什么是尿频

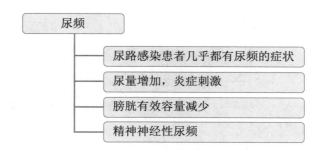

典型案例	患者，女，25 岁。是一名业务员，经常去外地出差，劳累后出现了尿频、尿急、尿痛征象，因为工作忙，没去医院就诊，出现尿路感染反复发作
尿频	尿频是尿路感染的典型症状之一，是指排尿次数增多。正常成人每天日间平均排尿 4～6 次，夜间就寝后 0～2 次。尿路感染患者几乎都有尿频的症状，排尿次数明显增多
	尿频分为生理性尿频和病理性尿频 2 种。生理性尿频主要见于尿量增加时，如大量饮水、吃西瓜、喝啤酒，由于进水量增加，尿量增多
	尿量增加：如部分糖尿病、尿崩症患者饮水多，尿量多，排尿次数也多
	炎症刺激：膀胱内有炎症时，神经感受的阈值降低，尿意中枢处于兴奋状态，产生尿频，并且每次排量减少
	非炎症刺激：膀胱内的异物、肿瘤、结石等对膀胱黏膜的机械性刺激可通过神经反射而引起尿频
	膀胱有效容量减少：见于膀胱内的占位性病变，膀胱外的压迫及膀胱的挛缩
	精神神经性尿频：如多发性神经硬化症、帕金森病等神经系统疾病引起排尿反射的紊乱，可引起尿频
结语	尿频多为虚证，需要调养，多吃富含植物有机活性碱的食品，少吃肉类，多吃蔬菜

51. 什么是尿痛

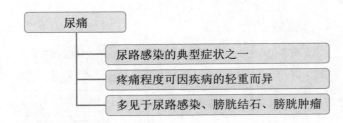

典型案例	患者，女，54 岁。突发尿频、尿急。尿道口整天胀痛，并出现肛门坠胀。用热水焐或坐热水浴，疼痛会有所缓解。晚上根本无法入睡，睡着不到 1 个小时就会因尿道口胀痛而醒。平时走路尿道口也会胀痛。经化验确诊为尿路感染
尿痛	尿痛是尿路感染的典型症状之一。指排尿时或排尿后尿道、膀胱或会阴部疼痛，常与尿频、尿急同时存在
	疼痛可以表现为灼痛或刺痛，其程度可因疾病的轻重而异，重者痛如刀割。发生在排尿开始的尿痛说明是尿道的疾病，而在排尿终末的疼痛则可能是膀胱的疾病
	尿痛多见于尿路感染、膀胱结石、膀胱肿瘤。炎症时，膀胱或尿道黏膜或深层组织受到刺激引起膀胱或尿道的痉挛性收缩及反射，出现会阴部、耻骨上区剧烈的疼痛以及排尿时尿道的烧灼样疼痛
	非炎症性疼痛可因尿道结石，异物阻塞尿路或损伤尿道黏膜后引起。尿液浓度太高，也可引起尿道的烧灼痛
结语	尿痛严重的患者常常有一种"痛不欲生"的感觉。甚至为了回避排尿而拒不饮水，以减少排尿的次数，结果造成恶性循环，浓缩的尿液反而会加重尿痛的症状。大量饮水以稀释尿液才是缓解尿痛症状的重要措施

52. 什么是尿线异常

```
┌──────────────┐
│   尿线异常    │
└──────┬───────┘
       ├──────┤ 尿线分叉，尿流中断，排尿困难 │
       └──────┤ 尿失禁，漏尿，遗尿 │
```

典型案例	患者，男，27 岁。患有前列腺炎。主要症状为尿频、尿急、尿等待、排尿困难、尿间断、尿不尽、尿无力、尿线细
尿线异常	尿线分叉：是指尿流从尿道外口排出时呈分叉的现象，尿线分叉由病理性原因引起。增生的前列腺，正好将尿道内口的中间部分抬高，就可以造成排尿时尿线分叉
	尿流中断：是指在排尿过程中，尿流突然中断，有时还会伴有阴茎头部剧烈的疼痛。最常见的原因是前列腺增生，患者必须通过增加腹肌的力量才能将尿液排尽
	排尿困难：是指排尿不畅，排尿费力。排尿困难的程度与疾病引起尿道梗阻的程度有关。轻者表现为排尿延迟，射程短。重者表现为尿线变细，尿流滴沥
	尿失禁：是指尿液不受主观意志控制地从尿道口流出。根据其发生机制的不同，可将尿失禁分为真性尿失禁、压力性尿失禁、充盈性尿失禁和急迫性尿失禁 4 种
	漏尿：是指尿液从尿道口以外的部位流出体外。最常见的原因是超过尿道外括约肌的各种尿瘘，如进入尿道或女性生殖道的异位输尿管开口
	遗尿：是指在睡眠时不由自主的尿失禁，而在清醒时并不发生尿失禁
结语	正常人排尿时尿线是连续的，有一定的直径及射程。一部分尿路感染患者会出现尿线异常的情况

53. 什么是尿量异常

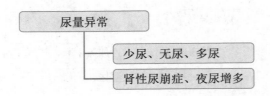

典型案例	患者，男，30 岁。患有前列腺炎。卵磷脂小体 55%，彩超结果前列腺稍大。主要症状为尿频、尿急、尿量减少
尿量异常	少尿和无尿是指 24 小时尿量少于 400ml，儿童的尿量如果低于 0.8ml/（kg·h）也提示少尿。如 24 小时尿量少于 100ml，称作无尿。少尿或无尿主要见于各种原因（如严重脱水、梗阻、休克、肾功能不全等）导致的急性肾衰竭，其病因可分为肾前性、肾性、肾后性 3 种
	多尿是指 24 小时尿量大于 2500ml。正常人饮水过多可引起暂时性多尿，如长期多尿则可能为病理性多尿。主要见于糖尿病、尿崩症及急性肾功能不全的多尿期等
	肾性尿崩症多见于成人。常见原因包括利尿药使用不当，代谢紊乱如糖尿病、高钙血病、低钾血症、慢性肾病。有些多尿是因为糖尿或尿素浓度过高导致的。此外，在急性尿路梗阻解除后出现的梗阻后利尿，移植肾早期或急性肾衰竭的恢复期，都可能出现多尿
	夜尿增多是指夜间（晚上 6 点至次日早晨 6 点）尿量超过全天尿量的一半。大多与肾功能不全有关，有些心功能不全的患者及某些精神因素均可引起夜尿增多。但仅排尿次数多（如前列腺增生的患者）而尿量不增加者，不在此范围之内
结语	正常人 24 小时尿量在 1500ml 左右，若经常超过 2500ml 称为多尿。若 24 小时尿量少于 400ml 称为少尿

54. 什么是排尿困难和尿潴留

```
排尿困难和尿潴留
    ├── 排尿不畅，尿流缓慢无力，小便费力
    └── 病情加重，尿液积存膀胱形成尿潴留
```

典型案例	患者因尿频、排尿困难来医院就诊。3 年来一直有尿频、夜尿 3～5 次、尿流变细、排尿无力、尿后滴沥等排尿困难表现，后症状逐渐加重，夜尿 7～10 次，曾口服各种药物治疗效果不佳。遂寻求手术治疗
排尿困难	排尿困难是指排尿不畅，尿流缓慢无力，小便费劲的一组症状。尿路感染患者经常会出现排尿困难的症状。引起排尿困难的原因是多方面的，医学上分为动力性梗阻和机械性梗阻 2 种
	动力性因素引起的排尿困难包括神经系统功能障碍或膀胱逼尿肌功能障碍。神经系统功能障碍方面的原因有：神经源性膀胱、晚期糖尿病的并发症等；膀胱逼尿肌功能障碍方面的原因有：糖尿病，逼尿肌-括约肌功能协同失调等
	机械性梗阻引起排尿困难：多有膀胱和尿道外的压迫。这些疾病主要有：膀胱颈部梗阻，前列腺增生症引起的梗阻，尿道口狭窄等
尿潴留	尿潴留是指膀胱不能把尿液排出体外而潴留在膀胱内，是排尿困难发展的必然结果。可以是急性尿潴留，也可以是慢性尿潴留
	急性尿潴留是指突然发生的尿潴留。可以在尿道外伤、尿道结石、急性前列腺炎、前列腺脓肿等急性疾病时发生。慢性尿潴留发病缓慢，病程较长。见于前列腺增生、尿道狭窄、神经源性膀胱等疾病
结语	排尿困难的原因有许多，主要分为动力性梗阻和机械性梗阻。尿潴留则分为急性和慢性 2 种

55. 什么是尿失禁

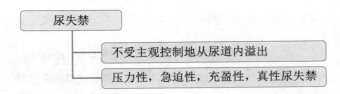

典型案例	患者，12 岁。就读小学五年级，性格孤僻，容易发火，不喜欢集体活动，尿床 6 年
尿失禁	尿失禁：是指膀胱内尿液不受主观控制地从尿道内溢出
	压力性尿失禁：是指在咳嗽、大笑、打喷嚏及改变体位活动等增加腹压的动作时发生不由自主的排尿，多见于多产的更年期妇女
	急迫性尿失禁：是指在强烈尿急的情况下所产生的不由自主的遗尿。有这种情况的患者往往一有尿意就必须立即如厕，否则就会遗尿。在做尿动力学检查时，若有膀胱逼尿肌不稳定收缩者，称为运动性急迫性尿失禁。反之有膀胱过敏及尿道感觉受体抑制其膀胱充盈者，称为感觉性急迫性尿失禁
	充盈性尿失禁：下尿路长期慢性梗阻产生尿潴留，膨胀的膀胱达到甚至超过了顺应性的限度，因而阻止其有效的收缩。当尿液增加使膀胱内压超过最大尿道压时，即有少量尿液不自主的遗出。长期升高的膀胱内压可造成上尿路梗阻而损害肾功能
	真性尿失禁：当尿道外括约肌损伤或伴有神经功能失常而不能关闭时，丧失了控制排尿的能力，以致排尿淋漓，称为真性尿失禁
结语	尿路感染时，患者会出现尿频、尿急、尿痛的症状，其中部分患者会出现急迫性尿失禁

56. 什么是血尿

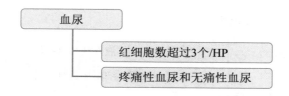

典型案例	患者，女，67岁。因"肉眼血尿，左侧腰腹痛1天"来急诊。患者当日晨起后无明显诱因排鲜红色全程肉眼血尿，左腰部及左下腹阵发性绞痛，自服去痛片，疼痛不能缓解。伴恶心，呕吐胃内容物，不发热
血尿	临床上，尿常规检查时显微镜下观察红细胞数超过3个/HP，医学上就称之为血尿
	对肉眼就能观察到的（尿液呈红色血样或有血凝块）血尿，称为肉眼血尿
	对达到血尿标准但肉眼不能发现而需要应用显微镜观察的血尿，称为镜下血尿
	根据伴随症状，血尿又分疼痛性血尿和无痛性血尿。急性尿路感染患者中肉眼血尿常常伴有尿路刺激症状。无痛性血尿比疼痛性血尿更应引起人们的注意，因为它往往是泌尿系统肿瘤的一个早期信号
	尿路感染使尿路上皮细胞充血、水肿、受损，引起出血。大多数情况下表现为镜下血尿。尿路感染时不仅会出现镜下血尿，感染严重时还可能会出现肉眼血尿。据统计，约有5%的尿路感染患者以肉眼血尿为主要临床表现，其中大部分见于大肠埃希菌感染所致的急性膀胱炎
结语	对每一个血尿患者而言，不管是否能用肉眼观察到，都必需做尿常规检查。当然有些带红色的尿液并不一定就是血尿

57. 什么是尿液异常

```
┌─────────────┐
│ 尿液异常     │
└──────┬──────┘
       ├──── 尿量异常，尿液外观和气味的异常
       └──── 血尿、脓尿、细菌尿、气尿等
```

典型案例	患者，男。蛋白尿、高血压多年，数年前有多尿、夜尿。多次化验无脓尿、细菌尿。近日因面色苍白身体虚弱、呕吐而入院
尿液异常	尿液异常包括尿量异常、尿液外观和气味等的异常
	血尿：是指尿中有血。9%~18%的正常人有不同程度的血尿。正常值的上限是红细胞 2~3 个/HP。血尿可以来源于泌尿系统的任何部位。出血量大、肉眼就能看到的血尿称为肉眼血尿。大量出血时，尿液中可有凝血块或血条。出血量小、肉眼不能发现有血，必须要用显微镜才能发现的血尿称为镜下血尿
	脓尿：即尿液中有脓细胞。脓尿严重时，尿液可呈乳白色，甚至有脓块。一般的尿路感染时，尿常规化验时可见尿中白细胞数量增加，严重时可表现为脓血尿
	细菌尿：正常人尿中无细菌。细菌尿是指尿液中有细菌，这些细菌来源于泌尿道而不是来自皮肤、阴道、包皮的污染
	气尿：是指排尿时（尤其在排尿的终末时）有气体随尿排出。由晚期肿瘤、手术及放疗的合并症引起的尿路肠道瘘使肠道内的气体经瘘管进入膀胱所致
结语	尿路感染常可引起尿液异常。若尿量和尿液的外观和气味异常应引起关注

58. 什么是气尿

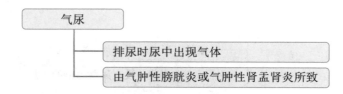

典型案例	患者，女，50 岁。长期患有糖尿病、尿路感染或导尿史，尿频、尿急、尿痛明显，严重时可出现寒战、高热等全身症状。在排尿或导尿时发现气泡样尿液
气尿	气尿即排尿时尿中出现气体，临床上很少见。一般由气肿性膀胱炎或气肿性肾盂肾炎所致
	气肿性膀胱炎是膀胱壁或腔内有气体存在的一种炎症，在糖尿病患者中发病率较高。病原菌为大肠埃希菌、产气杆菌、金黄色葡萄球菌、链球菌及酵母菌等，由胃肠道、肺或皮肤为原发灶，经血或尿路上皮损伤处进入泌尿系病变部位，酵解葡萄糖而产生二氧化碳
	非糖尿病患者长期接受葡萄糖注射或由于留置导尿管，引起膀胱损伤及感染，有利于细菌繁殖
	气肿性肾盂肾炎为常见的暴发性肾脏感染，肾内及肾周围均有气体。常并发脓毒血症，肾积脓、坏死。临床上气尿还可以来自泌尿系与肠管之间所形成的瘘。除外伤或手术引起的外，病理性瘘多由于肿瘤、结核、节段性回肠炎所致。尿中除有气体外，有时排出粪渣、食物碎屑、瘤块、干酪样物质等
预防	积极治疗原发病如糖尿病、尿潴留等，去除诱因，控制感染，选择高效抗生素，控制感染，引流尿液，解除梗阻，全身支持疗法，纠正营养状况，增强机体的抵抗能力
结语	对于气尿，要多饮水、勤排尿、注意休息

59. 尿路感染是否一定有症状

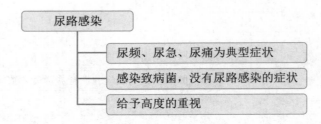

典型案例	患者，女，44 岁。体检时有白细胞尿，晨尿，白细胞（＋），亚硝酸盐（＋＋），尿浑浊。身体器官和尿道等都无不适。之后的一周平均一天排尿 4～5 次，会有一次浑浊，同样无感觉。平日里偶尔也出现浑浊尿，一直没感觉。诊断为无症状细菌尿
尿路感染	一般情况下，尿路感染患者都会有尿频、尿急、尿痛的典型症状
	有一部分尿路感染患者尽管已经感染了致病菌，但并没有尿路感染的症状。对于这部分没有典型尿路刺激症状的患者，如果中段尿培养有细菌生长，且连续 2 次尿培养均为相同的细菌、菌落计数＞10^5/ml 及尿中白细胞计数＞10/ml，就称为无症状细菌尿
	无症状细菌尿可由症状性尿路感染演变而来。在尿路器械检查后发生或在慢性肾脏病基础上发生的尿路感染，常无明显症状。发病率随年龄增大而增加
结语	无症状细菌尿比较普遍，由于没有典型的症状，往往被医生及患者疏忽。然而，病情并没有因为没有症状而不发展。由于尿内存在大量细菌，即使没有临床症状，亦可能具有发生慢性肾衰竭、肾脏瘢痕化、高血压妊娠中毒的潜在危险。所以，对无症状细菌尿同样应该给予高度的重视

60. 什么是尿急

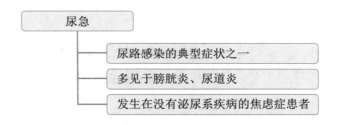

典型案例	患者，女，44 岁。出现尿频、尿急，甚至尿痛。按尿路感染服药治疗效果并不好，且反复发作久治不愈，但尿液化验正常。这类患者并不是尿路感染。医学上称之为尿道综合征
尿急	尿急是尿路感染的典型症状之一，是指排尿有急迫感，迫不及待，不易控制，一有尿意，就需尽快排尿，不可稍有懈怠
	尿急多见于膀胱炎、尿道炎、前列腺炎、前列腺增生等，亦可见于膀胱结石、膀胱癌或其他异物刺激等。尿急也可以发生在没有泌尿系疾病的焦虑症患者中
	如仅有尿急而无尿痛者，多属精神因素，往往伴随有尿失禁（即急迫性尿失禁）。尿急常伴有尿频，但尿频并不一定伴有尿急
	引起尿道综合征的原因很多，最常见的有以下几种：经常用肥皂或消毒溶液洗下身；穿化纤内裤引起过敏；饮水不足，浓缩的尿液刺激尿道口；患有阴道炎、宫颈炎、白带刺激了尿道口；绝经后期由于性腺功能减退，雌激素分泌减少，使尿道黏膜萎缩、变薄；病毒、支原体、霉菌侵入尿道
结语	据临床观察，女性出现尿频、尿急症状多是尿道综合征，这类患者服用抗生素是不适宜的。治疗尿道综合征首先要找出病因，才能取得很好的疗效

61. 为什么尿路感染会出现急迫性尿失禁

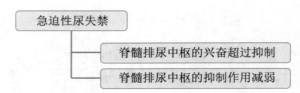

典型案例	患者，女，40 岁。尿频、尿急，每 2 小时排尿 1 次，夜尿 2 次以上，不能及时赶到厕所就排尿。经医院诊断为急迫性尿失禁
急迫性尿失禁	当发生尿路感染尤其急性膀胱炎时，膀胱黏膜充血水肿，使膀胱的感觉神经末梢受到强烈刺激，脊髓排尿中枢的兴奋性超过了脊髓上排尿中枢的抑制作用，或脊髓上排尿中枢的抑制作用减弱，从而引起膀胱逼尿肌的无抑制性收缩，在产生强烈尿意的情况下，不能控制小便而使尿液流出，就出现了急迫性尿失禁
	急迫性尿失禁是膀胱过度活动症的表现，或是膀胱肌肉紧张过度和尿道括约肌的合作不当所引起。神经受损亦可导致尿失禁。对于尿失禁的发病原因医学至今无法解释，一般而言，发病率男女各占一半，但是以发病年龄来说，女性比男性要早得病，女性约为 40 岁，男性则为 50～60 岁
结语	值得一提的是，生活紧张也是急迫性尿失禁的病因之一。有些人常会频频尿急，必须不断跑厕所，可能是因为生活过于紧张。另外也有一些患者是对某种食物敏感，导致尿失禁。患者往往不知道自己对何种食物敏感，只能从生活和发病情况根据经验找出问题

62. 什么是遗尿，遗尿与尿失禁是不是一回事

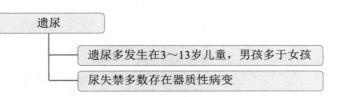

遗尿
遗尿多发生在3～13岁儿童，男孩多于女孩
尿失禁多数存在器质性病变

典型案例	患者，女，16 岁。从初三第一学期开始，每于上课时，会出现尿急感，课间必须上厕所，但尿量较少，进入高一后上述症状逐渐加重。后发展成平时也有尿频、尿急等症状，但无明显尿痛，夜间入睡后症状消失。平时已经发展到不敢喝水，不敢外出参加集体活动，听见水声就想排尿。因此常常旷课，学习成绩明显下降，甚至有退学的打算
遗尿	遗尿指的是已达到控制排尿年龄而在睡眠时发生不自主的排尿，在清醒时并不发生尿失禁。遗尿多发生在 3～13 岁儿童，男孩多于女孩。据调查，5 岁儿童中约 15% 有遗尿，到 15 岁时仍有 1% 的青少年有遗尿 　　婴幼儿由于神经系统发育尚不完全，可出现不自主的排尿，但泌尿系统本身并没有异常，属于功能性遗尿。如 3 岁以后仍不能控制排尿就属于异常情况。小儿发生遗尿的原因主要是大脑发育不完善或精神刺激、大脑功能受影响所致 　　遗尿与尿失禁的区别在于遗尿多属功能性的，而尿失禁多数存在器质性病变。但是有时两者又难以区分，尤其单纯的夜间尿失禁与遗尿常不能区分
结语	儿童夜间遗尿对孩子的主要危害是心理上的。通常，患有遗尿症的儿童表现为缺乏自信心、处世能力差、焦虑、恐惧集体生活，严重者甚至会导致孩子成年后难以与他人沟通、偏执、具有暴力倾向等，应引起重视

63. 如何判断血尿的来源

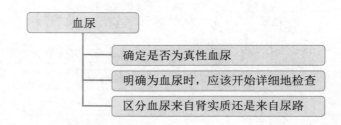

典型案例	患者，女，35 岁。尿颜色发生改变，除镜下血尿其颜色正常外，尿呈暗红色或酱油色，不浑浊、无沉淀，镜检无或仅有少量红细胞。诊断为血红蛋白尿
血尿	发现血尿时首先应确定是否为真性血尿，即必须排除某些原因引起的假性血尿和红颜色尿。前者如由于月经、痔疮出血或尿道口附近疾患产生出血混到尿液中所致；后者如接触某些颜料或口服利福平等药物以及某些毒物等原因所致的血红蛋白尿或肌红蛋白尿。而一过性血尿可由花粉、化学物质或药物过敏引起，一般无重要意义
	检查明确为血尿时，应该开始做详细的检查。通过病史、体检、化验室检查和其他辅助检查做出诊断。确定为真性血尿后，进行血尿的定位诊断十分重要。应先排除内科疾病，即区分出血尿来自肾实质还是来自尿路：①如在尿沉渣中发现管型，特别是红细胞管型，表示出血来自肾实质。②血尿伴有较严重的蛋白尿，几乎都是肾小球性血尿的征象。③如尿中发现含有免疫球蛋白的管型，则多为肾实质性出血。④肾小球疾患导致的血尿，其红细胞绝大部分是畸形的，其形态各异、大小明显差异
	对怀疑有泌尿外科疾病的患者，应询问病史并进行全面的泌尿外科检查。为判断血尿来源，可做尿三杯试验
结语	一旦出现血尿的临床症状，应该深入、细致地进行必要检查，以明确血尿产生的原因

64. 有哪些疾病可以引起血尿

```
引起血尿的疾病
        ├── 泌尿系统疾病，尿路邻近器官疾病
        └── 全身性疾病，药物与化学因素
```

典型案例	患者，女，45 岁。患有急性肾小球肾炎，血尿伴尿少，蛋白尿，浮肿，高血压，发病前 1 周患扁桃体炎
引起血尿的疾病	泌尿系统疾病：如泌尿系统的炎症、结石、肿瘤、息肉、畸形或血管异常、寄生虫病、外伤等，这是最常见的血尿原因
	尿路邻近器官疾病：如前列腺炎、急性阑尾炎、急性盆腔炎、直肠结肠癌、急性肾小球肾炎、肾盂肾炎血尿伴腰痛、尿频、腰痛、发热。肾结石，有血尿者占 90%以上，特别是尿频、尿急、尿痛逐渐加重。肾及尿路损伤，多有腰部或腹部外伤史，如挫伤、撞伤、摔伤等
	全身性疾病：①感染：如细菌性心内膜炎、败血症、流行性出血热、猩红热、钩端螺旋体病、丝虫病。②血液病：如血小板减少性紫癜、过敏性紫癜、白血病、血友病。③结缔组织病：如系统性红斑狼疮、结节性多动脉炎。④心血管病：如急进性高血压病、肾动脉栓塞、肾梗死
	药物与化学因素：如磺胺类、抗凝剂，环磷酰胺、汞剂、甘露醇、斑蝥等的副作用或毒性作用
	其他：如运动后血尿等
结语	青少年出现血尿的时候，是泌尿系统感染性疾病、肾小球疾病；中年人患者则以尿路感染、结石和膀胱肿瘤常见

65. 什么是脓尿

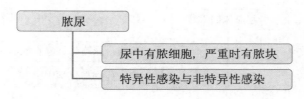

典型案例	患者，女，48 岁。肾盂肾炎、发冷发热、恶心呕吐、全身酸痛等全身感染中毒症状，局部症状：不同程度的腰痛、膀胱刺激症状。实验室检查表现脓尿，脓细胞管型和白细胞管型特异性高。尿液涂片找细菌或中段尿培养
脓尿	脓尿即尿中有脓细胞。脓尿严重时，尿液可呈乳白色，甚至有脓块。尿路感染患者在做尿常规化验时都可能有不同程度的脓尿，表现为尿中白细胞数量增加，严重时还会出现脓血尿
	脓尿常见原因有特异性感染与非特异性感染 2 类。非特异性感染包括肾盂肾炎、肾积脓与周围脓肿破溃至肾脏的集合系统、膀胱炎、尿道炎及附件器官炎症（如盆腔脓肿、前列腺炎或脓肿）。常见细菌有大肠埃希菌、变形杆菌、葡萄球菌等，其他感染如支原体、真菌、滴虫、疱疹病毒也可见到
	特异性感染主要为结核病与淋病。此外，泌尿系肿瘤、结石、损伤、前列腺增生、神经源性膀胱、尿道狭窄及泌尿系先天性异常等继发感染或造成梗阻均可引起脓尿
结语	病前预防要增强体质，提高机体防御能力；坚持每天多饮水，定时排尿，注意阴部的清洁，尤其是女性患者在月经、妊娠和产褥期更应该注意，消除各种诱发因素如糖尿病、尿路结石及尿路梗阻等，积极寻找并去除炎性病灶，如男性的前列腺炎、女性的尿道旁腺炎及阴道炎

66. 什么是乳糜尿

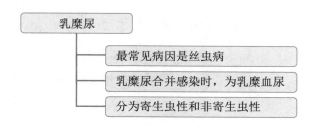

典型案例	患者，女，40 岁，有丝虫病流行区居住史。尿液呈乳白色或酱油色，或夹杂有乳糜凝块，静置后上浮脂滴。多呈间歇性发作，呈持续性，每次持续数日或数周。常因高脂饮食、劳累、受凉后诱发或加重。出现单侧或双侧腰背部酸胀或钝痛，有时可因乳糜块和血块阻塞输尿管而发生肾绞痛，还可发生排尿困难或尿潴留。有时可出现乏力、消瘦、水肿、贫血等营养不良症状
乳糜尿	乳糜尿是指尿液中出现乳糜或淋巴液,此时尿液呈乳白色,内含大量脂肪、蛋白质、红细胞及纤维蛋白原。导致乳糜尿的原因中最常见的是丝虫病,乳糜尿常合并尿路感染。丝虫成虫常寄生在腹膜后淋巴系统,由于机械性和炎性损伤,可致淋巴管阻塞、淋巴管及其瓣膜受到破坏、淋巴液反流、淤积,腹膜后淋巴管与泌尿系之间形成尿路淋巴瘘所致
	乳糜尿合并感染时,乳糜尿中可混入血液,即为乳糜血尿
	乳糜尿的发生可分为寄生虫性和非寄生虫性 2 种情况。在我国,绝大多数是由丝虫病所致,即感染了寄生虫,引起尿路感染;极少数病例可因结核、肿瘤、胸腹部创伤或手术、原发性淋巴管疾病（包括先天性畸形）等所致,患者免疫力低下,容易引发尿路感染
结语	避免过食辛（腥）辣、油腻及豆制品,避免过度疲劳,多休息,勿劳累

67. 慢性细菌性膀胱炎有哪些症状

```
慢性细菌性膀胱炎
    ├── 反复尿频、尿急、尿痛
    └── 程度轻，发作时间长
```

典型案例	患者，女，40 岁。排尿时尿道有烧灼痛，尿频，往往伴尿急，严重时类似尿失禁，尿频、尿急常特别明显，每小时可达 5 次以上，每次尿量不多，甚至只有几滴，排尿终末可有下腹部疼痛。尿液浑浊，有时出现血尿，常在终末期明显，有时为全程血尿，甚至有血块排出。耻骨上膀胱区有轻度压痛。全身症状轻微，有疲乏感
慢性细菌性膀胱炎	慢性细菌性膀胱炎患者主要表现为持续性或反复性尿频、尿急、尿痛等膀胱刺激症状，有时尿液浑浊或呈脓性
	主要是尿频、尿急、尿痛持续时间长，时好时坏。每遇劳累或憋尿就会发作，常以夜间明显。程度较急性膀胱炎轻，发作时间却比急性膀胱炎长
	慢性细菌性膀胱炎的症状与急性膀胱炎相似，但无高热，症状可持续数周或间歇性发作，使患者乏力、消瘦，出现腰腹部及膀胱会阴区不舒适或隐痛。其常见的病因是非特异性膀胱炎系大肠埃希菌、变形杆菌、金黄色葡萄球菌所致。最重要的是查明致病菌的种类及药敏试验的结果、寻找引起感染持续或复发的原因
结语	多喝水，最好每天喝 2L 水；及时排尿，不要憋尿；注意个人卫生，勤换洗内裤；女性解小便后用干净的卫生纸由前向后擦拭；男女双方性交前后都要彻底将局部清洗干净，性交前及性交后立刻将膀胱的尿液排净

68. 急性细菌性膀胱炎有哪些症状

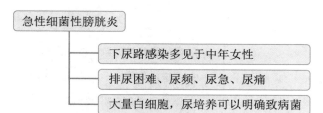

典型案例	患者，女，45 岁。排尿时尿道有烧灼痛，尿频，往往伴尿急，严重时类似尿失禁，尿频、尿急常特别明显，每小时可达 5 次以上，每次尿量不多，甚至只有几滴，排尿终末可有下腹部疼痛。尿液浑浊，有时出现血尿，常在终末期明显，有时为全程血尿，甚至有血块排出。可有急迫性尿失禁。耻骨上膀胱区有轻度压痛。全身症状轻微，有疲乏感
急性细菌性膀胱炎	急性细菌性膀胱炎是常见的下尿路感染，多见于中年女性
	急性细菌性膀胱炎主要表现为排尿困难、尿频、尿急、尿痛等膀胱刺激症状。发热和全身症状比较少见
	尿常规检查的典型表现为有大量白细胞，有时可见血尿。尿培养可以明确致病菌，大多数急性膀胱炎的致病菌是大肠埃希菌
	急性膀胱炎的诊断，除根据病史及体征外，需做中段尿液检查。尿液中有脓细胞和红细胞。为及时治疗，可先将尿涂片进行革兰染色检查，初步明确细菌的性质，同时行细菌培养、菌落计数和抗生素敏感试验，为以后治疗提供更准确的依据。血液中白细胞升高。在急性膀胱炎时，忌行膀胱镜检查
结语	多喝水，最好每天喝 2L 水；及时排尿，不要憋尿；注意个人卫生，勤换洗内裤

69. 间质性膀胱炎有哪些炎症

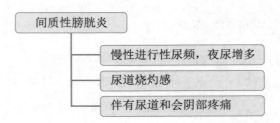

典型案例	患者，女，35 岁。急迫排尿（尿急）、频繁排尿（尿频）。在膀胱充满尿液时这些症状会加重，也可能在膀胱空虚时加重。女性在经期时症状会加重。膀胱壁受刺激，变得瘢痕化或僵硬。由于反复刺激导致膀胱壁可能会出现点状出血。膀胱和盆腔周围的轻度不适
间质性膀胱炎	间质性膀胱炎的典型临床症状是慢性进行性尿频，夜尿增多，次数在 5 次以上
	尿道烧灼感，常伴有下腹部疼痛，膀胱充盈时耻骨上区疼痛，排尿后疼痛减轻
	有的伴有尿道和会阴部疼痛，排尿后缓解，性交可能使疼痛加重
	间质性膀胱炎患者，膀胱壁受刺激，变得瘢痕化或僵硬。由于反复刺激导致膀胱壁可能会出现点状出血。间质性膀胱炎患者的膀胱不能储存较多的尿液，使尿频进一步加重。尿频并不总是与膀胱大小特别相关，许多尿频严重的患者膀胱容量正常。严重的患者一天排尿 60 多次。患者还可能经历性交痛。因为间质性膀胱炎患者的症状和严重程度差异如此之大，所以大部分研究者认为间质性膀胱炎不是单一的病，而是几个病
结语	间质性膀胱炎患者的个体症状差异较大，即使在同一患者，也可出现不同的症状。患者可以有膀胱和盆腔周围的轻度不适、压迫感、压痛或剧烈疼痛

70. 滤泡性膀胱炎有哪些症状

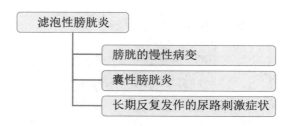

滤泡性膀胱炎

- 膀胱的慢性病变
- 囊性膀胱炎
- 长期反复发作的尿路刺激症状

典型案例	患者，女，40 岁。尿痛，小腹胀痛，腰痛，肌内注射好转，打点滴效果不佳，反复性强，已有多年病史。最近总是感觉不舒服，浑身不适，膀胱和盆腔周围轻度不适，有压迫感、压痛
滤泡性膀胱炎	滤泡性膀胱炎是一种膀胱的慢性病变，常在尿路梗阻、尿潴留等慢性尿路感染的基础上产生
	在显微镜下可见到在膀胱黏膜固有层内有淋巴滤泡形成的结节，又称为囊性膀胱炎
	其主要临床表现为长期反复发作的尿频、尿急、尿痛等尿路刺激症状
	滤泡性膀胱炎是慢性膀胱炎的一种，常见于慢性尿路感染。膀胱镜能够观察到小的灰黄色隆起结节，常常会被炎性黏膜包围，但是有的时候在结节间也可能会看到正常黏膜。病变常见于膀胱三角区或膀胱底部。显微镜检查发现，在黏膜固有层内有淋巴细胞滤泡组成的结节，需与肿瘤作鉴别。治疗是控制感染，对症处理
结语	滤泡性膀胱炎的护理：①每次排尿的时候都要尽量排尽，不要让膀胱有残余尿，而且每次性生活后都要排尿一次。②平时多喝水，这样对于膀胱炎的缓解也有一定的疗效。③如果是慢性要用足量的抗菌药物，坚持治疗 4～6 周。④如果不注意卫生，细菌就会从尿道逆行向上而发生感染

71. 腺性膀胱炎有哪些症状

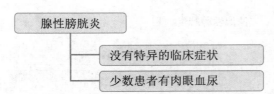

典型案例	患者，女，40 岁。表现为尿频、尿急、尿痛、排尿困难、肉眼或镜下血尿，并发肾积水，出现腰酸、腰胀等不适症状。抗感染治疗后尿中白细胞消失，镜下血尿及尿频仍持续存在。诊断为早期腺性膀胱炎
腺性膀胱炎	腺性膀胱炎没有特异的临床症状，主要表现为尿频、尿急、尿痛、下腹部及会阴部疼痛
	少数患者有肉眼血尿，可并发膀胱结石，有排尿困难者常有前列腺增生或膀胱颈部梗阻病变。有的患者尿液中有黏液，多为长期尿路感染、膀胱结石、膀胱外慢性炎症等刺激引起
	正常膀胱黏膜被覆移行上皮，当部分黏膜转化为鳞状上皮或腺上皮时，称之为组织转化。腺性膀胱炎属膀胱黏膜组织转化性病变。①胚胎起源说，脐尿管关闭异常导致脐尿管囊或巢，或为泄殖腔分化时肠上皮残留。②Pund退化说，上皮失去其正常功能时，可能退化至其正常分化过程中的上一阶段。③上皮组织转化说，在慢性刺激因素作用下，移行上皮组织转化为腺上皮，通过分泌黏液而达到自身保护目的
结语	多数腺性膀胱炎是一种继发性病理改变，其后面可能隐藏着许多其他病因，不为人们注意。要想得到满意的治疗效果，应首先针对病因进行治疗。只有将病因弄清楚，消除了慢性刺激因素才能取得满意的效果

72. 放射性膀胱炎有哪些症状

```
┌─────────────────┐
│   放射性膀胱炎    │
└─────────────────┘
        │
        ├──┤ 放射性物质对膀胱的放射性损伤 │
        │
        └──┤ 症状是血尿，常表现为顽固性血尿 │
```

典型案例	患者，女，35 岁。尿急、尿频、尿痛等。膀胱镜检查：可见黏膜浑浊、充血、水肿，尚有膀胱黏膜毛细血管扩张性血尿，可反复发作。可伴有溃疡出现，病变常在膀胱三角区后壁及输尿管间的皱褶处，膀胱阴道瘘形成
放射性膀胱炎	放射性膀胱炎是各种放射性物质对膀胱的放射性损伤导致膀胱黏膜弥漫性的炎症，尤其多见于因盆腔肿瘤而接受放射治疗的患者
	其主要症状是血尿，常表现为顽固性血尿，重者可造成贫血，采用一般性的止血方法难以达到止血目的，有些患者甚至需要通过甲醛溶液灌注膀胱或髂内动脉栓塞来治疗。放射性膀胱炎亦可发生尿频、尿急、尿痛等尿路刺激症状
	盆腔肿瘤以及子宫颈癌的放射治疗，膀胱是照射器官之一，膀胱黏膜的放射敏感性虽然低于肠道黏膜，但经大剂量照射后，放射性膀胱炎的发生率为2.48%～5.6%。放射性膀胱炎的发生与放射总剂量、放射治疗技术及个体放射敏感性差异有关。放射治疗技术的进步，并不能使子宫癌治疗时的病灶与膀胱、直肠的解剖关系有任何改变；病灶如受足量照射，会影响邻近脏器
结语	对轻、中度急性放射性膀胱炎，主要采用保守疗法，如抗生素消炎、止血及对症治疗，以缓解膀胱刺激症状。药物可全身使用，方法与一般的膀胱炎相似

73. 出血性膀胱炎有哪些症状

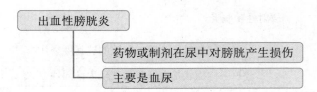

典型案例	患者，男，35 岁。有肿瘤后放疗、化疗及其他药物、毒物接触史。血尿可轻可重。轻者有镜下血尿，重者可造成贫血及血流动力学改变出血，为突发性大量血尿
出血性膀胱炎	出血性膀胱炎是指某些药物或化学制剂在尿中对膀胱产生急性或慢性损伤，导致膀胱壁广泛的炎症性出血的疾病
	临床表现主要是血尿，血尿可轻可重，轻者仅是镜下血尿，重者呈肉眼血尿，经久不愈，可造成贫血；亦可伴有尿频、尿急、尿痛等尿路刺激症状
	通常引起膀胱出血的物质有：白消安、苯胺、甲苯胺衍生物等。此外，有些药物（如环磷酰胺）本身对膀胱黏膜无损伤，但其代谢产物可引起出血性膀胱炎。贫血时血常规检查血红蛋白降低
	患有出血性膀胱炎的患者应立即停止使用或接触可引起出血性膀胱炎的药物。多饮水，勤排尿，减少代谢产物的浓度及与膀胱接触的时间。膀胱药物灌洗，减少出血，如可使用 1%硝酸银溶液、1%明矾溶液、4%或 10%甲醛溶液等。冲洗液可加去甲肾上腺素，以助止血。全身用止血药物。应用抗生素控制感染。支持疗法，必要时给予输血、补液等。出血严重时可考虑双侧髂内动脉栓塞术或结扎术，需要时行膀胱切除术
结语	出血性膀胱炎暂无有效预防措施，早发现、早诊断是防治的关键

74. 慢性前列腺炎有哪些症状

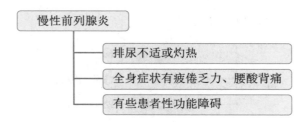

典型案例	患者，男，40 岁。尿频、尿急、尿痛、排尿烧灼感、排尿困难、尿潴留、后尿道和肛门坠胀不适，持续时间超过 3 个月，伴性功能障碍、焦虑、抑郁、失眠、记忆力下降等
慢性 前列腺炎	排尿不适或灼热感；尿频，尿急，尿痛；晨起或排尿终末时尿道口有白色分泌物，会阴部、肛周、耻骨上、腹股沟下腹部、腰骶部、阴囊、睾丸及尿道内有不适感或隐痛
	全身症状有疲倦乏力、腰酸背痛，可有焦虑、多梦等神经官能症的症状
	有些患者出现射精后疼痛、血精、勃起功能障碍、早泄、性欲减退等性功能障碍
	慢性细菌性前列腺炎致病因素亦主要为病原体感染，但机体抵抗力较强或（和）病原体毒力较弱，以逆行感染为主
	慢性前列腺炎：须详细询问病史、全面体格检查（包括直肠指检）、尿液和前列腺按摩液常规检查。推荐应用 NIH 慢性前列腺炎症状指数进行症状评分。推荐"两杯法"或"四杯法"进行病原体定位试验
	慢性前列腺炎的治疗目标主要是缓解疼痛、改善排尿症状和提高生活质量，疗效评价应以症状改善为主
结语	患者应自我进行心理疏导，保持开朗乐观的生活态度；应戒酒、忌食辛辣等刺激性食物；避免憋尿、久坐及长时间骑车、骑马；注意保暖，加强体育锻炼

75. 前列腺脓肿有哪些症状

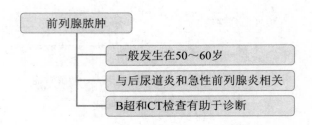

典型案例	患者，男，45 岁。尿频、排尿障碍或尿潴留、急性附睾炎，血尿和脓性尿道分泌物较少。有发热，直肠检查可发现有前列腺触痛和波动，但前列腺肿大往往是所见的唯一异常，白细胞增多，有脓尿和细菌尿，血培养呈阳性
前列腺脓肿	如果急性前列腺炎得不到及时的治疗，会在局部形成脓肿，即为前列腺脓肿。前列腺脓肿一般发生在 50～60 岁，且大多有糖尿病及免疫功能低下
	前列腺脓肿常与后尿道炎和急性前列腺炎密切相关，有高热、会阴部胀痛，伴有尿频、尿急、排尿困难的症状。直肠指检时可触及肿大的前列腺，压痛明显，两侧叶不对称，但不一定能触到波动感
	血常规检查可见白细胞明显升高，尤以中性白细胞为著。尿常规化验可发现脓尿，尿中白细胞增多。B 超和 CT 检查有助于诊断
	虽经治疗，但仍有持续或反复的尿路感染并有会阴部持续疼痛，提示前列腺脓肿。但许多前列腺脓肿在前列腺手术或内镜检查时才被意外发现；前列腺侧叶膨隆凸入位于前列腺的尿道，或器械检查时脓肿破裂而被发现。前列腺超声波检查可能有助于诊断
结语	前列腺脓肿的预防主要是及时治疗原发病，如发现前列腺炎时，要及时选择敏感的抗生素进行治疗

76. 肾结核有哪些症状

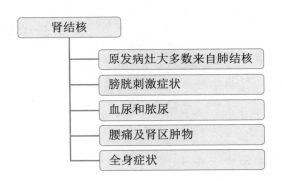

典型案例	患者，男，30 岁。无痛性血尿、尿频、尿痛、尿急，有慢性结核中毒表现：低热、盗汗、消瘦及厌食等。晚期少尿、无尿，呈现肾衰竭
肾结核	肾结核是全身结核病的一部分，是结核杆菌在机体内扩散的结果。其原发病灶大多数来自肺结核。肾脏是泌尿系统结核最早的受累者。泌尿系统其他器官的结核病几乎都起源于肾结核
	肾结核的临床表现决定于肾脏病变的范围以及输尿管、膀胱继发结核的严重程度
	膀胱刺激症状是肾结核的典型症状之一。主要表现为尿频、尿急、尿痛。最初症状多为尿频，主要为夜间排尿次数增多，排尿时尿道常伴有灼热感或疼痛，同时伴有尿急或尿失禁
	血尿是肾结核另一重要症状，多出现在尿频、尿急、尿痛症状之后，部分患者血尿为最早的症状。肾结核患者出现血尿时表现为无痛性全程血尿。肾结核患者一般会有不同程度的脓尿，尿液镜检可见大量的脓细胞。严重者尿液呈淘米水样浑浊，还可混有血丝或脓血尿
	腰痛及肾区肿物较少见
	全身症状：部分肾结核患者可出现低热、乏力、盗汗、血沉加快等结核中毒症状
结语	采用早期、联合、彻底治疗原则，并选用合适的抗结核药物

诊断与鉴别诊断篇

77. 尿路感染的诊断标准是什么

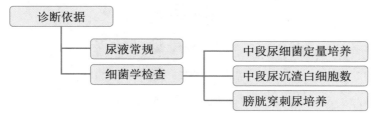

典型案例	患者，男，32 岁。11 日前颈部生疖，6 日前开始右腰痛、发热、体温最高达 40℃，至今食欲下降、消瘦、轻度贫血、尿常规正常。CT 检查怀疑右肾占位病变，但也不能排除炎性改变。该患者为尿路感染，经检查为金黄色葡萄球菌感染
临床表现	新生儿和 2 岁以下的小儿一般无尿路刺激症状但有高热、体重减轻和呕吐
	3 岁以上儿童可有尿痛和腹痛
	成人发生上尿路感染（肾盂肾炎）时常伴有高热、寒战、腰痛以及尿频、尿急及尿痛症状；下尿路感染者一般有尿频、尿急、尿痛、有尿异味或肉眼血尿
尿液标本采集	①清洁中段尿；②耻骨上膀胱穿刺；③导尿。标本采集后应在 1 小时内检查完毕，避免污染和杂菌生长干扰检查结果
实验室检查诊断	①清洁中段尿（要求尿液停留在膀胱中 4～6 小时以上）细菌定量培养，菌落数 $\geq 10^5/ml$。②清洁离心中段尿沉渣白细胞数 >10 个/HP，有尿路感染症状。具备以上 2 项可以确诊
	做膀胱穿刺尿培养，细菌阳性（不论细菌计数多少），亦可确诊
	做尿细菌培养计数有困难者，可用治疗前清晨清洁中段尿（尿液停留于膀胱 4～6 小时以上）的离心尿沉渣革兰染色找细菌，如细菌 >1 个/HP，结合临床尿路感染症状，亦可确诊
	尿细菌菌落计数在 $10^4～10^5/ml$，应复查；如仍为 $10^4～10^5/ml$，就需结合临床表现来诊断或做膀胱穿刺尿培养来确诊
结语	尿路感染的诊断主要依据尿液的常规及细菌学检查,其主要的目的是确定尿路感染的部位及致病菌的种类

78. 为什么要对尿路感染进行定位诊断

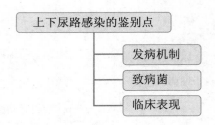

典型案例	患者，女，32岁。发热、腰痛、尿频、尿急1个月，近3天全身关节酸痛、尿频、尿急加重。体检：体温 39.5℃，白细胞 13×10⁹/L，中性粒细胞 86%，尿培养大肠埃希菌阳性。诊断为大肠埃希菌性尿路感染
发病机制	感染途径：上行感染、血行感染、直接感染、淋巴道感染
	机体的防御机制包括：①排尿的冲刷作用；②尿道和膀胱黏膜的抗菌能力；③尿液中高浓度尿素、高渗透压和低 pH 等；④前列腺分泌物中含有的抗菌成分；⑤感染出现后，白细胞很快进入膀胱上皮组织和尿液中，起清除细菌的作用；⑥输尿管膀胱连接处的活瓣，具有防止尿液、细菌进入输尿管的功能
	易感因素：尿路梗阻、膀胱输尿管反流、机体免疫力低下、神经源性膀胱、妊娠、性别和性生活、医源性因素、泌尿系统结构异常、遗传因素
	细菌的致病力：并不是所有大肠埃希菌都能引起症状性尿路感染
代表	上尿路感染以肾盂肾炎为代表，下尿路感染以膀胱炎为代表
膀胱炎临床表现	主要表现为尿频、尿急、尿痛、排尿不适、下腹部疼痛等，部分患者迅速出现排尿困难。尿液常浑浊，并有异味，约30%可出现血尿。少数患者出现腰痛、发热，但体温常不超过38.0℃
肾盂肾炎临床表现	急性肾盂肾炎全身症状：发热、寒战、头痛、全身酸痛、恶心、呕吐等；泌尿系症状：尿频、尿急、尿痛、排尿困难、下腹部疼痛、腰痛等
	慢性肾盂肾炎一半以上患者有急性肾盂肾炎病史，出现程度不同的低热、间歇性尿频、排尿不适、腰部酸痛及肾小管功能受损
结语	因为尿路感染有上、下尿路感染之分。尿路感染的定位诊断就成为尿路感染诊断中一个十分重要的组成部分

79. 如何鉴别上、下尿路感染

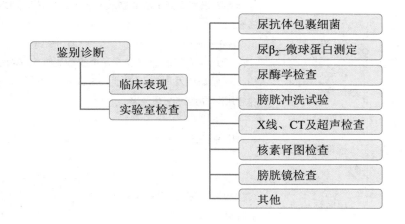

典型案例	患者，女，31 岁。妊娠 4 个月，尿频、尿急、尿痛，伴肉眼血尿 4 天。体温 38.5℃，右肾区叩痛，白细胞 16×10^9/L。尿常规：红细胞、白细胞满视野。诊断为急性肾盂肾炎	
临床表现	上尿路感染一般起病急剧，全身症状明显，表现为高热、寒战、头痛等症状。下尿路感染主要是膀胱炎和尿道炎。一般以尿频、尿急、尿痛为主。体检肾区无叩击痛	
实验室检查	尿抗体包裹细菌	是采用直接免疫荧光法检测患者尿沉渣中的抗体（免疫球蛋白）包裹细菌的方法。尿抗体包裹细菌阳性者多为肾盂肾炎，阴性者多为膀胱炎。尿抗体包裹细菌检查具有高度敏感性和特异性
	尿 β_2-微球蛋白测定	尿 β_2-微球蛋白对尿路感染的定位诊断很可靠
	尿酶学检查	尿 LDH5 测定可能有助于尿路感染的定位诊断，由于白细胞溶解后也会释放出 LDH5，膀胱炎尿白细胞多时会有假阳性

实验室检查	膀胱冲洗试验	诊断标准：如尿培养阳性，最后膀胱冲洗液内无菌则为膀胱感染；若膀胱冲洗后 20～30 分钟的尿样中，细菌培养阳性或 5 倍于最后膀胱冲洗液的细菌数则为上尿路感染
	X 线、CT 及超声检查	肾 CT 检查诊断急性肾盂肾炎的敏感性为 64%。CT 和超声显像能及时发现排泄性尿路造影不能明确的肾内脓肿和局灶性细菌性肾炎
	核素肾图检查	对区别膀胱炎与肾盂肾炎是一个简易而有效的诊断方法
	膀胱镜检查	被用以鉴别上尿路感染或下尿路感染，单侧或双侧肾脏感染
	其他	尿沉渣发现白细胞管型为肾盂肾炎
结语		尿路感染的间接定位诊断方法中尿抗体包裹细菌检查和 β_2-微球蛋白测定被认为是最理想的 2 种检查方法

80. 血尿诊断的注意事项有哪些

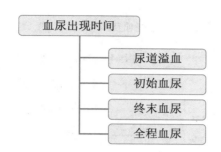

典型案例	患者，女，38 岁。尿频、尿急、下腹痛伴终末血尿 1 天，尿常规见大量红细胞、白细胞。诊断为急性膀胱炎	
血尿诊断的注意事项	一般说来，血尿的严重程度与疾病的严重程度有关。但有时也有例外	
	在排尿时血尿出现的时间往往说明病变的部位	尿道溢血：即血从尿道口不由自主地流出或滴出，与排尿动作无关。出血的部位一般位于尿道括约肌以下
		初始血尿：即仅在排尿初始段的尿液中有血，随后尿液即逐渐变清。出血的部位一般位于尿道
		终末血尿：即仅在排尿终末的尿液中有血。出血的部位一般位于膀胱三角区、膀胱颈部或后尿道
		全程血尿：即整个排尿过程中所排出的尿液全有血。出血的部位一般位于膀胱颈以上的部位。一般需要做尿三杯试验。即在连续排尿的过程中，分别留取排尿开始、中间及终末的尿液做检查，借以估计血尿产生的部位
	大多数血尿不合并疼痛，除非合并有炎症或梗阻。血尿合并疼痛往往提示血尿起源于上尿路，多由于结石或血凝块引起的输尿管梗阻	
	出现血凝块说明血尿的量较多	
	起源于膀胱、前列腺尿道的血凝块常常没有固定的形状。出现条状血凝块说明出血的部位在肾或输尿管	
结语	对尿路感染的患者，任何程度的血尿都不应该被忽视，出现血尿症状的疾病可以有许多，其中最可怕的是泌尿系肿瘤。必须认识到血尿往往是泌尿外科肿瘤的首要症状	

81. 尿常规检查有哪些项目，有何意义

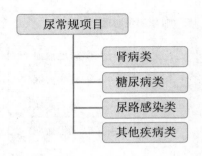

典型案例	某肾病综合征患者，血白蛋白 15g/L，近 2 天感觉右侧腰部隐痛，尿色偏深，无明显尿急、尿频、尿痛。尿常规：红细胞 20～40 个/HP，白细胞 1～2 个/HP
肾病类项目	酸碱度（pH）、比重（SG）、隐血（BLD）或红细胞（ERY）、蛋白质（PRO）和颜色（COL）。正常参考值依次分别为：4.6～8.0、1.005～1.030、阳性、阴性、淡黄色至深黄色。这些指标的改变可能提示有肾功能损害
糖尿病类项目	酸碱度、蛋白质、比重、糖（GLU）和酮体（KET）。这些指标的检测有助于诊断相关并发症和机体器官是否受到损害
尿路感染类项目	白细胞（WBC）、隐血或红细胞、亚硝酸盐（NIT）、颜色和浊度（TUR）、白细胞酯酶。当泌尿系统受到细菌感染时，尿中往往出现白细胞和红细胞，尿液颜色或浊度也发生改变。白细胞酯酶活性是提示尿液中有白细胞；亚硝酸盐阳性，强烈提示为细菌尿。可用作尿路感染患者的筛选。临床诊断以镜检结果为准
其他疾病类项目	主要是酸碱度、比重、胆红素（BIL）、尿胆原（URO）、颜色及其他指标。胆红素和尿胆原 2 项指标反映肝脏代谢血红素的能力和数量。指标增高时，往往提示黄疸，尿液颜色呈黄绿色
常规分析	尿常规分析化验单上一些项目后面出现"＋"或"＋＋＋"或数字，这在医学上叫阳性结果；相反"－"就称阴性结果。饮食因素或尿液中的一些干扰物等可能影响检测结果的准确性
结语	尿常规检查是了解患者尿液理化性质的显微镜检查。一般要求取患者清晨初始尿液，以减少运动和饮食的影响。也可采集任意一次尿液做检查

82. 尿三杯检查有何意义

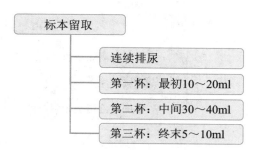

典型案例	患者，男，40岁。由于尿频、尿急、尿痛来医院就诊。尿三杯试验：第一杯和第二杯均清晰，第三杯有弥散的脓液。初步诊断为前列腺炎
检查目的	遇到血尿、脓尿时，为了明确病变的部位，应做尿三杯检查
标本的留取方法	清洗外阴及尿道后连续排尿，将最初10～20ml的尿液留于第一杯，中间30～40ml的尿液留于第二杯，终末5～10ml留于第三杯
注意事项	必须强调的是一次完整、不停歇的排尿过程。否则，尽管留取了3个标本，实际上每一个标本都相当于初始尿
尿三杯检查意义	第一杯尿液异常，且程度最重，病变部位可能在前尿道
	第三杯异常且程度最重，病变在膀胱颈或后尿道
	三杯均异常，病变在膀胱颈以上。必要时可按摩前列腺留取分泌物检查
	血尿：如三杯尿呈均匀血色，镜检都有大量红细胞，多见于肾结核、肾结石、肾炎等；仅有前段血尿者，见于尿道损伤、肿瘤、前列腺炎以及肉阜等；仅有后段（第三杯）血尿者，见于急性膀胱炎、膀胱结石或肿瘤、前列腺病变等。根据血尿出血部位不同临床上将血尿分为肾小球性和非肾小球性血尿
	脓尿：如三杯尿均呈浑浊，镜下全程有大量脓细胞，多见于输尿管炎、肾盂肾炎、肾脓肿、肾积脓、肾肿瘤合并感染、泌尿生殖系邻近器官或组织的脓肿向尿路穿破等；脓尿仅见于第一杯者，见于急性、慢性前尿道炎；仅有终末脓尿者，如前列腺炎、精囊炎、后尿道炎等
结语	前段血尿或脓尿提示病变在前尿道；终末血尿或脓尿提示病变在膀胱颈和三角区或后尿道等；全程血尿或脓尿病变在上尿路或膀胱

83. 如何留取清洁中段尿标本

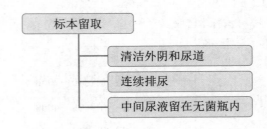

典型案例	患者，女，56 岁。2 型糖尿病 9 年，近半个月来常感乏力、头晕、食欲下降，晚间做饭时突然发生晕厥，经急诊入院。检查：血浆白蛋白 28g/L，血清胆固醇及甘油三酯升高，肌酐清除率正常，血压 170/110mmHg，双下肢可凹性水肿。护士采集患者清洁中段尿标本，应指导患者采取中间一段尿置于无菌容器内
收集中段尿的目的	为了减少因会阴部皮肤、外阴、尿道处微生物的污染，避免影响尿液细菌学检查结果的准确性，需收集清洁中段尿标本
收集方法	在清洁外阴和尿道后，连续排尿，仅将排尿中间的尿液留取在无菌瓶内的整个过程。男性患者包皮过长者应上翻包皮，消毒尿道外口后留取中段尿液；而女性患者首先清洁外阴，然后分开阴唇后留取中段尿液
注意事项	为使尿液在膀胱内停留 6~8 小时，因此宜取清晨第 1 次尿（半夜排尿不算）留作标本，这样可以提高化验的准确性
	注意千万不能将白带混入尿液中。贮尿容器必须洁净并在 1 小时内进行检测或培养，否则应保存在 4℃的冰箱内。对女性患者也可通过导尿管留取标本
	若多次尿培养呈阴性，根据临床需要，医师除作普通培养外，高度怀疑原浆型菌株时可作高渗培养，必要时还可作厌氧菌、真菌培养等
结语	尿液的性质、颜色、量、透明度、气味、比重、酸碱等不仅可以反映机体的代谢情况，还可反映泌尿系统的健康状况。因此，尿液检查对泌尿系统疾病的诊断和疗效观察有重要意义，同时也是辅助诊断其他系统疾病常用的检查方法之一

84. 尿液的细菌学检查对尿路感染的诊断有何意义

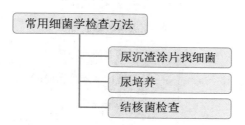

典型案例	患者，男，25岁。外出后自觉身体不适，小腹有隐痛。几天后出现尿频、尿急、尿痛等症状。医生怀疑他患了膀胱炎，需要进行尿细菌学检查。经询问医生得知尿细菌学检查包括结核菌检查、尿细菌培养、尿沉渣涂片找细菌
细菌学检查对尿路感染的诊断意义	尿液的细菌学检查是尿路感染诊断中重要的内容。只有通过细菌学检查才能找到引起尿路感染真正的"元凶"。此外，尿液的细菌学检查对于选择有效抗生素进行治疗也具有决定的意义

常用的细菌学检查方法	尿沉渣涂片找细菌	可以初步确定致病菌是阳性球菌还是阴性杆菌，并作为使用抗菌药物的参考。取清晨第一次新鲜中段尿沉渣涂片，每高倍镜视野下细菌数<10个或无细菌，相当于中段尿培养阴性或菌落计数<10^3/ml；细菌数15～20个则相当于中段尿培养菌落数>10^5/ml
	尿培养	目前应用中段尿培养菌落计数的方法可以鉴别是否是尿路感染。菌落数<10^4/ml认为无意义或污染，菌落数>10^5/ml可作为尿路感染诊断的根据，菌落数10^4～10^5/ml为可疑
	结核菌检查	为确定有无泌尿系统结核的重要方法。尿液浓缩涂片抗酸染色找结核菌，10^4～10^5/ml为阳性，但阳性率低
结语		糖尿病、尿路结石、甲状腺肥大等患者易导致尿路感染疾病

85. 尿培养检查前的注意事项有哪些

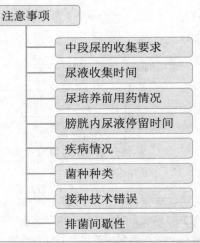

典型案例	患者，女，27 岁。由于近期月经紊乱检查妇科，服用药物。准备做尿培养检查，询问医生注意事项。医生告诉她月经期及月经期前后几天会在尿常规中出现隐血，影响结果的分析。建议患者经期过后及停药后再做检查
尿培养检查前要注意的问题	中段尿收集不符合要求。外阴消毒对尿培养影响很大，过多消毒液混入尿标本会抑制细菌生长，出现假阴性结果。所以在取样前应用肥皂水、碘伏溶液、无菌水清洗外阴及尿道口，留取中段尿于无菌瓶中，盖上消毒棉塞后送检
	尿液收集要新鲜，放置时间不宜超过 1 小时，否则细菌数大增，出现假阳性
	尿培养前曾使用抗菌药物，可出现假阴性。所以尿培养检查最好要求患者在用药前或停药 2 天后采样
	膀胱内尿液停留时间短（不到 6 小时），或饮水太多，稀释了尿中细菌，影响了结果的正确性
	血源性急性肾盂肾炎、肾实质内小脓肿形成、慢性肾盂肾炎黏膜病变趋向痊愈，而肾实质病变依然存在；或尿路梗阻并存感染灶和尿路不相通，则尿中细菌往往呈阴性
	菌种不同，对菌落计数有影响
	接种技术上的错误，也可影响结果
	尿路感染的排菌可呈间歇性，如慢性肾盂肾炎没有急性症状时，尿培养可为阴性，但在其急性发作时，尿培养则常为阳性
结语	尿培养出现假阳性或假阴性结果，一般占 1/3～2/3。对尿细菌学检查结果的判断，必须结合临床表现，有时还要反复多次进行，一般需连续送检 3 次

86. 怎样进行尿道分泌物的检查

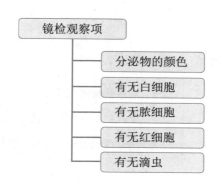

典型案例	患者，男，30 岁。主诉尿道刺痛，伴尿道口淡黄色分泌物。检查：包皮过长，尿道口红肿，挤压尿道可见尿道口有淡黄色分泌物，量不多。底裤亦粘有黄色分泌物，双侧睾丸不肿大，无压痛。肛诊：前列腺不大、质软。化验：尿道分泌物涂片白细胞（WBC）计数＞20 个/HP，未发现革兰阴性双球菌。衣原体阳性，支原体阴性。诊断为非淋菌性尿道炎
分泌物的采取	常规外阴及尿道外口消毒后，用手由后向前挤压尿道，将挤出的尿道分泌物用消毒棉签采取，立即做直接涂片及细菌培养检查。注意挤压尿道时不能用力太大，略施力量能使脓液流出即可，否则会导致脓液在黏膜下扩散
新鲜涂片镜检	观察分泌物的颜色，有无白细胞、脓细胞、红细胞、滴虫等其他成分。如有大量白细胞或脓细胞，多见于非特异性尿道炎、淋病性尿道炎等；如有红细胞存在或红细胞与脓细胞并存，多见于尿道损伤后感染、尿道肿瘤、尿道结石及尿道肉阜等；如发现滴虫，表示泌尿生殖系有滴虫感染
革兰染色镜检	发现有淋病双球菌，表示有淋病性尿道炎
禁忌证	尿道口有严重损伤或刚做完尿道口手术的患者
适应证	排尿时尿道有烧灼痛、尿频和尿急或尿道痉挛症状的患者
正常值	尿道分泌物革兰染色涂片检查，在油镜（1000 倍）下，平均每视野＜5 个，在高倍镜（400 倍）下，平均每视野＜15 个多形核白细胞尿道无出血、血性分泌物、脓性分泌物、黏液分泌物等
结语	尿道分泌物检查是对尿道的分泌物进行涂片检查以及根据相应的分泌物做出大致的诊断

87. 在什么情况下尿路感染才需要进行膀胱镜检查

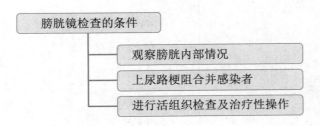

典型案例	患者，女，30 岁。曾患有慢性尿路感染，主诉尿路感染反复发作，持续半年以上，发作时症状较重，下午和晚上症状加重，输尿管和下部火辣疼痛，浑身酸痛乏力，体重减轻，患有慢性胃肠炎，询问医生是否可以做膀胱镜检查。医生告知患者半年以上尿路感染需要做膀胱镜检查
膀胱镜检查的条件	需要观察膀胱内部情况，确定上尿路及邻近器官病变是否累及膀胱者，检查膀胱内有无确切的感染灶及新生物；尤其是反复经久不愈的尿路感染，考虑是否有膀胱内病变时（例如膀胱结石、异物、肿瘤时），在充分的术前准备下，进行膀胱镜检查。对于膀胱肿瘤术后的患者，在定期膀胱灌药期间，如果出现顽固的尿路感染，用多种抗生素均无效的情况下，需要行膀胱镜检查，排除肿瘤复发及肿瘤组织坏死的可能
	对于上尿路梗阻合并感染的患者，通过 CT、排泄性尿路造影难以明确梗阻部位及范围时，可采取膀胱镜下逆行造影
	通过膀胱镜进行活组织检查及治疗性操作，如膀胱碎石、取石、取异物、膀胱肿瘤活检切除术等。肾积水伴感染难以控制时，可通过膀胱镜置入输尿管导管，留取肾盂尿做细菌培养，并充分引流，有利于感染的治疗
禁忌证	尿道、膀胱处于急性炎症期不宜进行检查；尿道狭窄、尿道内结石嵌顿等无法插入膀胱镜等
结语	尿路感染患者一般不做膀胱镜检查。只有在一定的条件下才做膀胱镜检查

88. 膀胱镜检查是否很痛苦，检查前要做哪些准备工作

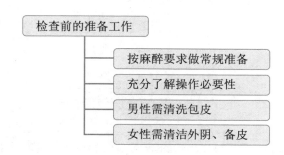

典型案例	患者，女，23 岁。主诉尿痛，下腹有坠胀感，体检时 B 超显示膀胱内等回声突起，范围 26mm×14mm，边界清，与子宫前壁不相连。医生怀疑膀胱占位性病变，需做膀胱镜检查进一步明确诊断。患者听说做膀胱镜检查会痛苦，不愿意做，医生解释现今膀胱镜的结构、检查技术均已改进和提高，多数患者无特殊不适
膀胱镜检查是否很痛苦	虽然膀胱镜检查是一项有创性的检查，但只要掌握适应证，严格执行操作规程，明确患者没有膀胱镜检查的禁忌证，正确应用尿道表面局部麻醉，绝大多数患者无特殊不适。即使偶尔出现轻度血尿或局部疼痛，通常在 2～5 日内逐渐减轻、消失。术后嘱患者多喝水，必要时用解痉剂、止痛剂及口服抗生素
	对于难以耐受疼痛的男性患者及可能需要进一步采取治疗的患者而言，需要采取静脉麻醉或椎管内麻醉，减少患者的痛苦，以利于检查的顺利进行
术前准备	在术前可按麻醉要求做常规准备，患者充分了解膀胱镜操作的必要性及可能遇到的问题，以消除恐惧心理
	男性患者术前需要清洗包皮；女性患者需要清洁外阴，并备皮
	如果要进行逆行造影者，必须进行肠道准备。对有膀胱炎症者，应在炎症控制后才施行检查
结语	膀胱镜检查是膀胱癌诊断和随访中不可缺少的检查。医生要根据膀胱镜检查的结果来判断患者需不需要手术治疗，需要做什么样的手术，是否可以保留膀胱，这对患者是非常重要的，关系到患者术后的生活质量

89. 膀胱镜检查有哪些合并症

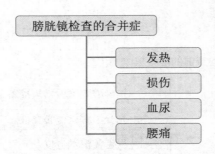

典型案例	患者，男，70 岁。无痛间歇性血尿 2 年，左肋部反复剧痛 2 个月。膀胱镜检查发现膀胱侧壁三角区散在菜花状肿瘤带蒂，后出现发热现象。首选考虑为膀胱癌+肾癌

膀胱镜检查的合并症	发热	多见于检查前已有尿路感染者（尤其是尿道有炎症者），也可见于肾盂原有感染，因逆行造影注入造影剂时压力太大造成感染扩散（反流）；膀胱镜插管困难，造成尿道黏膜损伤致尿道内残余细菌进入血液循环，发生"尿道热"以及器械消毒不彻底所致。轻则造成泌尿系统感染，重则可引起败血症、中毒性休克，故应高度重视
	损伤	由于操作粗暴或用力不当，尤其在腰麻下更易发生损伤。轻则造成尿道损伤，重则形成假道或尿道直肠穿透伤、膀胱破裂。对于尿道挫伤的患者，留置尿管 3～7 天，常规抗感染治疗。对于有尿道穿孔的患者，原则上应留置尿管 1 周以上
	血尿	膀胱镜操作引起的血尿一般不重，多饮水后可自愈。注意：因操作使膀胱肿瘤、溃疡性膀胱炎等病变组织损伤或操作引起尿道损伤、膀胱破裂等并发症时，也可发生严重出血
	腰痛	多因逆行造影时造影剂注入较多或压力太大所致

结语	虽然膀胱镜检查可能会出现上述合并症，但只要认真对待、仔细操作，一般情况下都能避免。患者对此不应过于紧张，而应配合医生，共同完成检查

90. B超检查可以诊断尿路感染吗

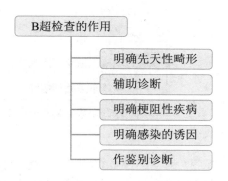

典型案例		患者，男，52岁。间歇性全程肉眼血尿1年余。血尿伴有不规则小血块及轻度膀胱刺激症状，不发热，发病来体重减轻约2.8kg。B超发现膀胱左侧壁有一直径4cm大小广基肿瘤。侵犯膀胱壁几乎达全层，左输尿管上段扩张。诊断为膀胱癌
B超检查的作用		明确泌尿系有无先天性畸形（如先天性巨输尿管），尿路感染是否与这些畸形有关
		辅助上尿路感染的诊断。对于上尿路感染，通过B超可以了解肾脏积水的程度，指导肾穿刺路径的选择；可以通过测定肾皮质厚度大致判断肾功能受损的程度及肾功能恢复的可能性；可以借助B超了解肾周围积液的范围、大小
	对下尿路感染，通过B超检查可以明确下尿路有无梗阻性疾病，有无导致下尿路反复感染的诱因	通过对排尿后膀胱内剩余尿量的测定，了解前列腺增生造成梗阻的程度
		对于前列腺三径的测量，可以了解前列腺的体积，并排除前列腺肿瘤的可能
		在充盈的膀胱内易通过B超检出肿瘤和结石，前者呈实质性暗区，后者表现为较强的光团伴有声影，且随体位改变发生移位
		对于阴囊病变，尤其是睾丸附睾炎与睾丸扭转，可借助B超做出鉴别。一般在多普勒诊断仪检查下，睾丸附睾炎者表现睾丸血供丰富，伴有低回声肿块；睾丸扭转者表现患侧睾丸血流减少或消失
结语		B超作为泌尿外科疾病的筛选、诊断和随访而广泛应用

91. 诊断尿路感染为何要做排泄性尿路造影

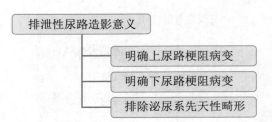

典型案例	患者，男，37 岁。左肾绞痛 3 天，应用解痉药后好转，排泄性尿路造影，双肾显示左肾有轻度积水，左输尿管上段有结石 1cm×0.8cm，非手术治疗 2 周，结石下移 1cm。最佳治疗为体外震波碎石
概念	排泄性尿路造影亦称静脉尿路造影，是经静脉注射不透 X 线的有机碘造影剂使肾实质、肾盏、肾盂、输尿管、膀胱和尿道显影的方法
排泄性尿路造影的意义	明确上尿路梗阻病变　输尿管结石、肿瘤等，了解肾盂、肾盏、输尿管有无扩张积水，有无引起上尿路感染的诱因
	明确下尿路梗阻病变　膀胱输尿管反流、尿道狭窄、膀胱输尿管反流及前列腺增生，了解膀胱内有无引起反复感染的原因，如膀胱内异物、结石，是否有剩余尿等
	排除泌尿系先天性畸形　双肾盂、双输尿管逆行造影不能全部显示者
注意事项	严重的肝、肾和心血管疾病为本法的禁忌证，甲状腺功能亢进症、过敏体质、妊娠、多发性骨髓瘤及糖尿病，特别是合并尿中毒症者为相对禁忌证，应慎用
	造影剂注射前必须先行尿路平片检查，排泄性尿路造影检查根据患者的情况及医生的需要选择不同造影剂用量（单剂量、双剂量或大剂量）、不同给予方式（静脉慢速滴注及快速注射）以及不同的摄片间隔（常规摄片及延迟摄片）等
结语	目前国内常用的造影剂为 60%的泛影葡胺或复方泛影葡胺。造影前准备除肠道清洁同尿路平片检查外，常规剂量造影前 12 小时禁水、禁食（幼儿及肾衰竭者例外），以提高尿内造影剂的浓度

92. 诊断尿路感染为何要做膀胱造影

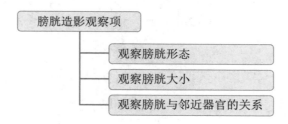

典型案例	患者，男，55 岁，染料厂工人。无痛性肉眼血尿 4 个月。尿脱落细胞检查：阴性。膀胱造影：膀胱两侧和底部多处见分叶状充盈缺损。医生建议膀胱镜下取分叶状充盈缺损部赘生物做病理检查，以排除恶性病变的可能性。然后再依据检查结果进一步采取镜下切除或其他治疗方法	
尿路感染中膀胱造影的目的	观察膀胱内有无导致尿路感染反复不愈的病变	憩室、结石、瘘管、破裂、前列腺增生、膀胱颈部梗阻、尿道狭窄等。尤其是对于前列腺增生，膀胱造影可见膀胱底部有弧形压迹，或者看到肿物影向上突入，其边缘常光滑整齐，也可略成为叶状。后尿道受压变形，表现为伸长、狭窄和正常弯曲度增大。此外可见慢性阻塞引起的膀胱改变，如锥形膀胱和边缘不整齐等
	观察有无膀胱输尿管反流	这可能是上尿路感染难以控制的一个原因
	膀胱邻近器官	盆腔肿瘤、妇科疾病、脐尿管未闭、输尿管囊肿、膀胱与邻近器官异常通道等
结语	膀胱造影有排尿期膀胱尿道造影与逆行性膀胱造影 2 种。前者可在排泄性尿路造影时，待造影剂充盈膀胱后进行。经导尿管或直接经尿道口向膀胱内注入造影剂摄片为逆行性膀胱造影。通过膀胱造影观察膀胱形态、大小及与邻近器官的关系。在造影过程中出现碘过敏症状时，听从临床医生指挥，终止检查，配合治疗	

93. CT 检查在尿路感染诊断中有哪些作用

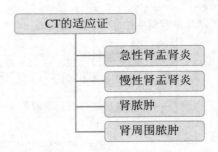

典型案例		患者，男，32 岁。11 日前颈部生疖，6 日前开始右腰痛，发热，体温最高达 40℃，至今食欲下降，消瘦，轻度贫血，尿常规正常。CT 检查怀疑右肾占位病变，但也不能除外炎性改变。诊断为尿路感染，致病菌为金黄色葡萄球菌
在尿路感染中 CT 检查的适应证	急性肾盂肾炎	CT 平扫可见患肾肿大，增强扫描可见肾皮髓质分界不清，肾内可见斑点及虫蚀状改变，造影剂分泌减少、变慢，有楔形或圆形增强减低区
	慢性肾盂肾炎	CT 可见单侧或双侧肾萎缩，表面有多个瘢痕收缩，肾盏乳头表现失常，肾盏变钝，肾实质变薄，局部有代偿肥厚，类似假瘤
	肾脓肿	可见患肾肿大，局部突出轮廓外，增强扫描时肾脓肿边界清晰，中心坏死不增强，但边缘增强，患侧肾周筋膜增厚，肾周脂肪斑点状模糊。肾集合系统扩张，与肾实质边界模糊，肾盂内密度高于正常尿，并可见尿液–脓液平面。对明确梗阻原因及部位有价值
	肾周围脓肿	肾周脂肪密度增高，脓肿壁可见增强。肾肿大、模糊，肾周筋膜、腰大肌增厚
诊断作用		在泌尿系统疾病的诊断中，主要用于泌尿系结石、泌尿系统占位性病变、先天性畸形、肾积水或积脓、腹膜后纤维化、膀胱憩室、前列腺增生、鞘膜积液等，并可以显示肾血管
结语		一般情况下，对尿路感染的诊断并不需要做 CT 检查。仅在一些特殊情况下，因常规检查不能达到诊断目的，或者为了寻找导致尿路感染经久不愈的原因时，需要做 CT 检查

94. MRI 检查在尿路感染诊断中有哪些作用

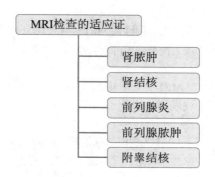

典型案例		患者，男，32 岁。主诉尿频、尿急、尿痛，伴寒战、高热 3 周，右附睾疼痛 1 天。直肠指检：前列腺巨大，指检仅能触及其下部，右附睾头体尾明显增大，有明显压痛。前列腺 MRI 检查：前列腺区可见大小约 1.12cm×1.07cm×1.09cm 的不规则占位病变，其中央部分呈囊性信号，可见分隔。增强扫描可见病变边缘部分明显强化，病变与周围组织分界尚清，膀胱受推压向前上方移位，未见明显前列腺组织。诊断为前列腺脓肿
在尿路感染中 MRI 检查的适应证	肾脓肿	呈实质内单发或多发液性占位病灶，T_1WI 呈等信号或略低信号，病灶边缘欠清，肾轮廓局限性隆起。在 T_2WI 上呈高信号
	肾结核	肾实质内囊性病灶，T_1WI 呈低信号，T_2WI 呈高信号；单个或多个肾盏变形，为局灶性肾结核改变
		围绕肾盂排列的多个囊性病灶，T_1WI 呈低信号，T_2WI 呈高信号，增强扫描后囊性病灶边缘轻度强化，病灶局限于肾的一侧或累及整个肾脏
		肾乳头坏死
		肾脏多发不规则点状或壳状钙化，少数则蔓延至全肾
		肾自截：晚期肾病变，小而无功能，全肾呈近乎钙化影，在 T_1WI 和 T_2WI 上均呈低信号

MRI 检查在尿路感染诊断中的作用	肾结核	肉芽肿病变呈实性，无或很少有对比增强。结核瘤则为局限性肿块、有钙化
	前列腺炎	急性前列腺炎 MRI 检查表现为前列腺弥漫性增大，T_2WI 表现为前列腺内的信号杂乱、不均匀
	前列腺脓肿	MRI 检查表现为 T_1WI 呈等信号或低信号，T_2WI 脓肿区域表现高信号
	附睾结核	T_1WI 多表现为低信号，T_2WI 上病变主体仍呈低信号，但内部信号不均，可见斑点状高信号灶
结语		MRI 检查由于能进行尿路成像、肾灌注成像和扩散成像，在泌尿系统疾病的诊断中得到广泛应用

95. 什么是尿动力学检查，包含哪些内容

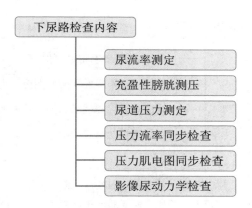

典型案例	患者，男，33 岁。尿频，排尿困难，尿流动力学检查：最大逼尿肌压力为 $50cmH_2O$，最大尿流率为 $2ml/s$。医生说排尿很慢，有尿道梗阻、膀胱过度症，需要做扩张	
含义	尿动力学检查是依据流体力学和电生理学的基本原理和方法，检测尿路各部压力、流率及生物电活动的检查，主要是通过检查了解尿路排送尿液的功能及机制，以及排尿功能障碍性疾病的病理生理学变化	
检查内容	上尿路动力学	包括经皮肾盂穿刺灌注测压术、利尿性大剂量静脉肾盂造影同步动态放射学检查术、经肾或输尿管造瘘管测压术及经膀胱镜输尿管插管测压术等
	下尿路动力学	包括尿流率测定、充盈性膀胱测压、尿道压力测定、压力流率同步检查、压力肌电图同步检查及影像尿动力学检查等
注意事项	尿动力学检查前须将检查方法及意义告知患者，以获得合作，记录病史、体检结果、排尿日记。由排尿日记可知患者日尿量、功能性排尿量	
适用范围	前列腺增生症的诊断鉴别、判断有无手术的必要性、分析术后并发症的原因及防治、排尿功能障碍的病因分析、尿失禁的诊断和分型、神经性的膀胱尿道功能异常的分类并指导治疗	
结语	开展尿动力学研究，不但对排尿功能障碍性疾病的临床诊治有重要的实用价值，而且对排尿生理学、神经泌尿学和相关的药理学研究，也有十分重要的科研价值	

96. 什么是尿流率测定

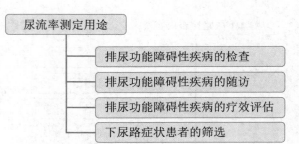

典型案例	患者，男，69 岁。主述排尿困难，伴尿频、尿急 1 年半。诊断为良性前列腺增生（BPH），口服非那雄胺及多沙唑嗪半年，自觉排尿通畅，但仍尿频、尿急，尤其夜间尿明显。超声检查：前列腺 5.2cm×4.8cm×4.5cm。尿流率测定：$Q_{max}=16ml/s$。诊断为 BPH 伴膀胱过度活动症（OAB）
含义	尿流率是指单位时间内经尿道排出的尿量，也就是排尿的速度，以 ml/s 表示。尿流率测定是利用尿流率计测定并记录尿流率及其模式的方法，是一种简单的、非侵入性的检查方法，操作方便、快速，没有痛苦和副作用
检查方法	患者只要在尿意强烈时，对着尿流率计排尿，仪器即可通过电脑记录整个排尿过程，并对其进行分析，绘出尿流曲线，给出各项尿流参数
临床使用范围	临床上，尿流率测定常被用于排尿功能障碍性疾病的检查、随访和疗效评估，也可作为门诊对下尿路症状患者进行筛选的检查手段
临床意义	一般认为，最大尿流率在 25ml/s 以上者可排除梗阻；在 10ml/s 以下者提示梗阻存在；两者之间为可疑梗阻
影响因素	尿量是影响尿流率的重要因素，同一患者不同的尿量可以产生不同的尿流率曲线和尿流率；不同年龄组的尿流率值存在很大差异，正常成人尿流率随年龄增长而下降；在同一年龄组的相同尿量条件下，女性的尿流率大于男性；一般立位和坐位的最大尿流率比卧位高
结语	对于多数怀疑有下尿路功能障碍的患者，尿流率测定是一项首选且必不可少的筛查项目

97. 什么是膀胱压力测定

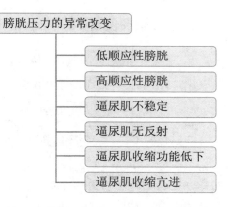

典型案例	患者，男，36 岁。主诉尿频、尿急、夜尿增多、尿等待。直肠指诊：前列腺增大，质地较韧。超声检查：前列腺 6.0cm×6.3cm×4.9cm。诊断为前列腺增生。为了对逼尿肌收缩能力及下尿路梗阻作出正确判定，进行膀胱压力测定
含义	充盈性膀胱测压是以一定的速度将特定的介质（空气、二氧化碳或水）注入膀胱的同时测定膀胱内的压力。观察膀胱容量与膀胱压力变化的相互关系

膀胱压力的异常改变	低顺应性膀胱	膀胱的空虚静止压超过 15cmH$_2$O，随着膀胱被充盈，膀胱内压逐渐升高超过 26cmH$_2$O 或膀胱容量稍增加即有明显的压力升高。多见于中枢神经系统病变所致神经源性膀胱、挛缩性膀胱及有大量剩余尿时
	高顺应性膀胱	膀胱压力持续低水平，最大膀胱容量可超过 600ml。常见于骶髓损害导致的神经源性膀胱、糖尿病性膀胱及下尿路梗阻失代偿期
	逼尿肌不稳定	在膀胱充盈过程中，自主性或诱发性出现压力超过 15cmH$_2$O 的逼尿肌无抑制性收缩
	逼尿肌无反射	各种刺激均不能诱发膀胱逼尿肌收缩，最大膀胱容量增大，呈弛缓性瘫痪。见于下运动神经元损伤
	逼尿肌收缩功能低下	排尿期膀胱逼尿肌收缩力低或不能持续有力地收缩，最大逼尿肌压力常低于 40cmH$_2$O。可见于严重下尿路梗阻后期和糖尿病性膀胱
	逼尿肌收缩亢进	逼尿肌收缩力增高。见于下尿路梗阻代偿期
结语		膀胱压力测定是为了了解储尿期膀胱的感觉、容量、顺应性、逼尿肌的稳定性和排尿期逼尿肌的收缩力

98. 尿路感染容易与哪些疾病相混淆

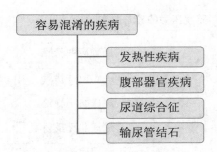

典型案例	患者，男，23 岁。打篮球后出现右腰部绞痛，伴恶心、呕吐、尿频、尿急，继之出现血尿。考虑为肾输尿管结石	
容易混淆的疾病	发热性疾病	有部分尿路感染以发热为主要症状，而尿路刺激症状不明显（如输尿管梗阻伴急性肾盂肾炎），易与发热性疾病如上呼吸道感染、疟疾等混淆
	腹部器官疾病	急性阑尾炎（盆位）、盆腔脓肿可以刺激膀胱而引起如尿频、尿急等类似于尿路感染的膀胱刺激症状。宫外孕伴有盆腔积血也可以引起尿频、尿急而易被误诊为下尿路感染。有些尿路感染病例表现为发热、恶心、呕吐等全身症状，易被误认为急性胃肠炎。急性肾盂肾炎因腰痛、发热和急性胰腺炎易于混淆
	尿道综合征	在有尿路刺激症状的妇女中，约 70% 的患者有脓尿和细菌尿，为真性尿路感染，而其余 30% 的患者，尿白细胞往往阴性，不是尿路感染，而是尿道综合征。这类病例在临床上常常容易被误诊为尿路感染
	输尿管结石	输尿管壁间段结石患者可发生突发性腰腹部疼痛伴尿频、尿急，但此时的尿频、尿急是结石诱发膀胱三角区的平滑肌痉挛所致，而非尿路感染引起
结语	具有典型的尿路感染临床表现和尿细菌学检查阳性的患者易于诊断，但不典型的尿路感染容易与其他一些疾病相混淆。而尿路感染的部位不同，表现的症状也不同，需要与之鉴别的疾病也不一样。结合尿常规和尿细菌学检查以及 B 超、IVU 检查，是可以得到正确的诊断和治疗的	

99. 急性肾盂肾炎如何确诊

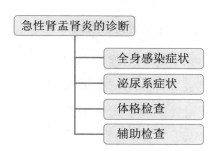

典型案例	患者，女，29 岁，妊娠 6 个月。尿频、尿急、尿痛，伴肉眼血尿 2 天，体温 38.8℃，右肾区叩痛（＋）。尿常规：红细胞、白细胞满视野。经检查诊断为急性肾盂肾炎
病理	单侧或双侧肾脏受累，表现为局限或广泛的肾盂肾盏黏膜充血、水肿，表面有脓性分泌物，病灶内可见不同程度的肾小管上皮细胞肿胀、坏死、脱落，炎症剧烈时可有广泛性出血
症状	急性肾盂肾炎起病较急，可表现为突然起病，常有全身感染症状如发热（体温多在 38.0℃以上，多为弛张热，也可呈稽留热或间歇热）、寒战、乏力、恶心、呕吐等，严重者可合并败血症（休克）、膀胱刺激症状（尿频、尿急、尿痛）和患侧腰部有程度不等的胀痛、酸痛。腰痛程度不一，多为钝痛或酸痛。部分患者下尿路症状不典型或缺如
体征	肾区常有压痛、叩击痛或肋脊角（CVA）有明显压痛
辅助检查	血中白细胞总数和中性粒细胞百分比升高，尿常规可有大量白细胞，见白细胞管型，尿沉渣可找到致病菌，细菌培养阳性。当治疗效果不理想时，可考虑行排泄性尿路造影、B 超或 CT 检查等，以发现可能存在的尿路解剖结构或功能异常
鉴别诊断	急性肾盂肾炎往往有较为明显的全身症状，急性膀胱炎除有严重的尿路刺激征（即尿频、尿急等）和排尿时有尿道烧灼感外，并无明显全身症状，其血常规无明显异常。急性肾盂肾炎体检时可有肋脊角或腰部压痛及叩击痛，多为一侧；而急性膀胱炎多有膀胱区压痛
结语	急性肾盂肾炎主要由大肠埃希菌引起的肾盂黏膜及肾实质的急性感染性疾病

100. 慢性肾盂肾炎如何确诊

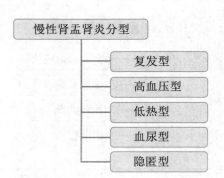

典型案例	患者，女，42岁。尿频、尿急、腰痛10余年。检查：低热，尿沉渣白细胞15～20个/HP，尿蛋白（＋）。排泄性尿路造影可见左侧肾盂、肾盏变形，其他无异常。经检查诊断为慢性肾盂肾炎
临床表现+辅助检查	患者通常有急性尿路感染病史，发病时有肾区轻微不适感，或伴有尿频、尿急、尿痛症状，或伴畏寒、发热。晚期慢性肾盂肾炎可发展至慢性肾衰竭，出现高血压、水肿、呕吐和贫血等尿毒症症状，可有肾区叩痛，血中白细胞总数和中性粒细胞百分比升高，尿常规多有白细胞，可见白细胞管型。慢性肾盂肾炎可有肾小管和（或）肾小球功能异常，表现尿比重和尿渗透压下降，尿沉渣可找到致病菌，细菌培养阳性，晚期患者肾功能减退
慢性肾盂肾炎分型	**复发型** 急性肾盂肾炎经治疗缓解后又复发，临床表现与急性肾盂肾炎相似或较轻
	高血压型 晚期慢性肾盂肾炎常并发高血压，甚至引起恶性高血压和高血压脑病、心力衰竭
	低热型 以长期低热为主要表现，而尿路症状不明显，常伴腰酸、头晕、乏力等
	血尿型 以血尿为主要表现，可呈镜下或肉眼血尿，伴腰痛及明显尿路刺激征，易误诊为肾结核
	隐匿型 无任何全身或尿路刺激症状，仅有尿检异常，尤其多见于妊娠妇女
结语	急性肾盂肾炎未得到彻底治疗，病情反复或迁延不愈，可转为慢性肾盂肾炎（通常指病期超过6个月）

101. 黄色肉芽肿性肾盂肾炎如何确诊

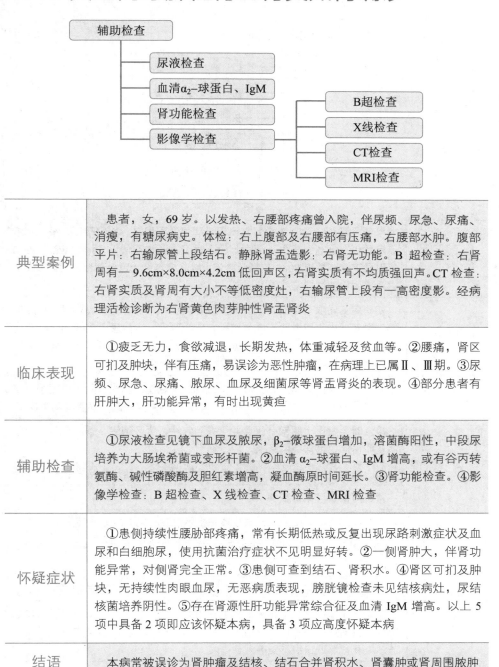

典型案例	患者，女，69 岁。以发热、右腰部疼痛曾入院，伴尿频、尿急、尿痛、消瘦，有糖尿病史。体检：右上腹部及右腰部有压痛，右腰部水肿。腹部平片：右输尿管上段结石。静脉肾盂造影：右肾无功能。B 超检查：右肾周有一 9.6cm×8.0cm×4.2cm 低回声区，右肾实质有不均质强回声。CT 检查：右肾实质及肾周有大小不等低密度灶，右输尿管上段有一高密度影。经病理活检诊断为右肾黄色肉芽肿性肾盂肾炎
临床表现	①疲乏无力，食欲减退，长期发热，体重减轻及贫血等。②腰痛，肾区可扪及肿块，伴有压痛，易误诊为恶性肿瘤，在病理上已属Ⅱ、Ⅲ期。③尿频、尿急、尿痛、脓尿、血尿及细菌尿等肾盂肾炎的表现。④部分患者有肝肿大，肝功能异常，有时出现黄疸
辅助检查	①尿液检查见镜下血尿及脓尿，β_2-微球蛋白增加，溶菌酶阳性，中段尿培养为大肠埃希菌或变形杆菌。②血清 α_2-球蛋白、IgM 增高，或有谷丙转氨酶、碱性磷酸酶及胆红素增高，凝血酶原时间延长。③肾功能检查。④影像学检查：B 超检查、X 线检查、CT 检查、MRI 检查
怀疑症状	①患侧持续性腰胁部疼痛，常有长期低热或反复出现尿路刺激症状及血尿和白细胞尿，使用抗菌治疗症状不见明显好转。②一侧肾肿大，伴肾功能异常，对侧肾完全正常。③患侧可查到结石、肾积水。④肾区可扪及肿块，无持续性肉眼血尿，无恶病质表现，膀胱镜检查未见结核病灶，尿结核菌培养阴性。⑤存在肾源性肝功能异常综合征及血清 IgM 增高。以上 5 项中具备 2 项即应该怀疑本病，具备 3 项应高度怀疑本病
结语	本病常被误诊为肾肿瘤及结核、结石合并肾积水、肾囊肿或肾周围脓肿

102. 肾皮质化脓性感染如何确诊

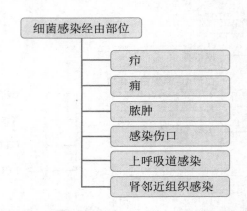

典型案例	患者，男，61 岁。2 个月来出现无明显诱因发热，右侧腰痛。经抗生素治疗后仍有低热、乏力、消瘦。超声显示右肾体积增大，结构紊乱，在 B 超引导下穿刺抽出 80ml 灰绿色脓液，脓液培养见金黄色葡萄球菌。诊断为右肾皮质化脓性感染并脓肿形成
病程发展	初期病变局限于肾皮质，形成多发微小脓肿，继之可集合成多房性脓肿，部分患者可由小脓肿融合成大脓肿，成为肾痈。少数患者到晚期，近皮质的肾痈可穿破包膜，发展成为肾周围脓肿，近肾盏的脓肿可穿孔向肾盂引流，则尿中可找到细菌，称为肾皮质化脓性感染
临床表现	典型表现有突然寒战、发热、肾区疼痛及触痛。病程长者出现消瘦、贫血。如尿路为不完全性梗阻、脓液沿输尿管排入膀胱而出现膀胱刺激症状
体格检查	检查时会发现上腹部有压痛并可摸到包块，肾区饱满、脊肋角有明显压痛及叩击痛，可伴有肌紧张
辅助检查	血白细胞计数升高，尿化验正常。糖尿病患者血糖升高及尿糖阳性
	肾超声检查可见肾脓肿
	排泄性尿路造影或放射性核素肾图提示患侧肾功能减退或丧失
	CT 扫描可以明确诊断。在超声或 CT 引导下穿刺脓肿有利于诊断和明确细菌的种类
	膀胱镜检查时发现患侧输尿管口喷脓尿，可作为诊断的依据
结语	肾皮质化脓性感染最常见的致病菌为金黄色葡萄球菌，细菌可以由其他部位化脓病灶经血液进入肾脏。例如，疖、痈、脓肿、感染伤口、上呼吸道感染及肾邻近组织感染等

103. 肾积脓如何确诊

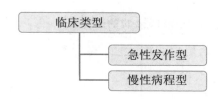

典型案例	患者，女，20 岁。左侧腰腹疼痛、包块 2 个月余，有尿频、尿急、尿痛及不规则发热，但无脓尿。体检：痛苦面容。左侧中上腹膨隆，腹软，有压痛，可触及包块，质软，表面光滑，活动度差，左侧肾区明显叩击痛。检查：血常规白细胞 $30.1×10^9$/L；尿常规白细胞++/HP。彩色 B 超于腹腔内探及囊性肿物，左肾轮廓不清。腹部平片检查和排泄性尿路造影显示左肾无功能，右肾下盏指向中线，输尿管向中线靠近。CT 显示腹腔有一类圆形低密度病灶，右肾旋转失常，肾盂朝前。经检查诊断为马蹄肾、左侧巨大肾积脓
临床类型及表现	急性发作型，以寒战、高热为主，常伴有全身无力、呕吐和腰部疼痛症状
	慢性病程型，患者有长期肾感染病史，或肾结石、输尿管结石病史，表现为反复发作的腰痛，常伴盗汗、贫血和消瘦
体格检查	查体可见腰部肿胀，可触及肿块，肾周围肌肉紧张，肾区有明显的叩击痛
实验室检查	可以发现血液中白细胞明显升高。尿常规检查有大量脓细胞，血培养、尿培养均阳性。但如上尿路已完全梗阻，尿常规可以没有明显异常，尿培养也可呈阴性
影像学检查	腹部平片检查显示肾影增大，模糊不清
	排泄性尿路造影显示患肾显影延迟或不显影。逆行造影可显示梗阻或不规则充盈缺损
	B 超检查可发现肾脏内有液性暗区，提示有脓肿形成
	CT 肾扫描可显示肾实质中形态不一、边缘模糊的混合密度肿块，中央区为低密度
结语	肾积脓应与急性肾盂肾炎、肾周围炎和肾周围脓肿、肾结核、肾积水、肾肿瘤相鉴别

104. 坏死性肾乳头炎如何确诊

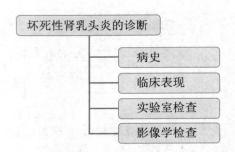

典型案例	患者，男，46 岁。排尿困难 2 年，下腹部隐疼、尿急、尿频加重 3 个月。查体：下腹部疼痛，无反跳疼。B 超诊断：膀胱肿瘤，右肾积水。尿常规检查：见少量脓细胞及红细胞。膀胱镜检查：膀胱三角区右侧见 12cm×3cm 菜花状肿物。同位素肾图显示：左肾功能正常，右肾无功能。经病理检查诊断为膀胱乳头状移形细胞癌合并坏死性肾乳头炎
临床表现	暴发型：一般继发于尿路感染，表现为突发性的发热、寒战、腰痛，甚至出现感染性休克和尿毒症，甚至死亡
	慢性型：大部分患者发病隐蔽，仅在肾乳头坏死脱落引起尿路梗阻时才出现明显的腰痛、血尿。偶尔通过排泄性尿路造影发现
体格检查	通常无明显的体征。暴发型患者可有肾区叩击痛，甚至出现血压下降，少尿或无尿
实验室检查	可以发现血白细胞总数升高，尿中可找到白细胞，血尿素氮、肌酐可升高
影像学检查	排泄性尿路造影可显示肾盏有圆形空洞；当肾乳头坏死组织脱落可引起肾绞痛时，患肾可显影延迟或不显影。合并感染时可见肾乳头钙化的影像
鉴别诊断	坏死性肾乳头炎应与肾皮质化脓性感染、急性肾盂肾炎、慢性肾盂肾炎、肾结石、肾结核相鉴别
诊断	坏死性肾乳头炎的诊断并不难。首先根据其病史，患者通常有糖尿病史或长期服用镇痛剂史，还可以有从尿液中排出坏死组织的病史。其次，根据其临床表现
结语	坏死性肾乳头炎易并发持续肾小管酸中毒，可引起进行性肾功能减退，最终导致慢性肾衰竭、尿毒症；严重双侧广泛性肾乳头坏死者可出现急性肾衰竭，应积极寻找原发疾病并及时给予有效治疗

105. 肾周围炎与肾周围脓肿如何确诊

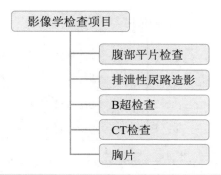

典型案例		患者，男，50 岁。因发热伴右腹胀痛 3 天，腹痛明显加重半天入院。发病前半个月有明显腰酸。查体：体温 39.12℃，右腹部显著压痛及反跳痛，右肾区有叩痛。腹腔穿刺抽出脓液 5ml。血白细胞 22.0×10^9/L。B 超提示腹腔内少量积液，胆囊无肿大与结石，双肾未见明显异常。诊断为肾周围脓肿
诊断依据	临床表现	通常继发于严重慢性肾脏感染，有持续或反复尿路感染病史。先出现腰部钝痛，后出现畏寒，持续性高热
	体征	患侧腰部肌肉紧张，可触及痛性肿块，患侧下肢不能伸展，腰部和肋脊角有明显的叩击痛
	实验室检查	白细胞总数和中性粒细胞升高，血培养可发现细菌生长。当继发于肾感染时，尿中可检查出白细胞。必要时需穿刺抽出脓液进行细菌学检查
	影像学检查	腹部平片检查显示肾轮廓不清，肾区密度增高，腰椎向患侧弯曲，患侧腰大肌阴影消失
		排泄性尿路造影显示患侧肾脏显影差或不显影，有时可发现肾结石和上尿路梗阻征象
		B 超检查可见患侧肾轮廓不清，肾周有边界不清的低回声光团。肾脏位置固定，不随呼吸活动
		CT 检查显示肾周有低密度的肿块，肾脏增大、移位，肾周筋膜增厚，脓肿中有时可见气体或气液平面。是诊断本病的最佳方法
		胸片可见肺下叶浸润，胸腔积液，膈肌抬高
	B 超引导下穿刺抽脓	在 B 超引导下对肾周脂肪囊进行穿刺，若抽出脓液，即可明确诊断
结语		肾周围炎若不能控制，继续发展可形成肾周围脓肿，肾周围炎及肾周围脓肿应与肾皮质化脓性感染、急性肾盂肾炎、肾乳头坏死、肾周围囊肿相鉴别

106. 输尿管炎如何确诊

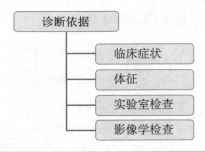

典型案例	患者，女，45 岁。右侧下腹部疼痛半年，近 3 个月伴同侧腰痛，无尿急、尿频、尿痛、血尿、脓尿及发热等，药物治疗无明显效果。体检：右肾区叩击痛，右输尿管点深压痛。B 超提示右肾轻度积水，右输尿管上段扩张 1.2cm。排泄性尿路造影（IVU）显示右侧肾盂、肾盏中度积水，右输尿管显影不清晰；对侧均正常。右侧逆行尿路造影，插管至 16cm 处梗阻，造影显示该处狭窄，无明显充盈缺损，黏膜光滑。经病理检查诊断为非特异性输尿管炎
病因	输尿管炎是由大肠埃希菌、变形杆菌、铜绿假单胞菌和葡萄球菌等致病菌所引起的输尿管管壁的炎性病变

诊断依据		
	临床症状	主要表现为尿频、尿急、尿痛，伴有腰酸、腰痛。严重时可发生血尿、发热等症状
	体征	当造成严重的肾积水时，肾区有叩击痛
	实验室检查	尿常规检查可见白细胞，尿培养可有致病菌生长
	影像学检查	B 超可发现肾积水；IVU 可见输尿管扩张或狭窄；输尿管僵直且边缘不规则

鉴别诊断	输尿管炎应与输尿管阴性结石、输尿管肿瘤、下腔静脉后输尿管相鉴别
	输尿管阴性结石患者常有肾绞痛表现，IVU 可见有肾积水，并有输尿管内充盈缺损。CT 检查可显示输尿管内有结石
	输尿管肿瘤常有无痛性肉眼血尿，IVU 可见输尿管内有充盈缺损。尿脱落细胞检查呈阳性
	下腔静脉后输尿管表现为右侧腰痛，B 超显示肾积水。IVU 可显示右侧输尿管上段扩张并向中线移位，且可见输尿管全程呈 "S" 状，梗阻严重时可有肾积水。CT 三维重建可明确诊断
结语	输尿管炎很少单独存在，常继发于泌尿系其他部位的感染、内源性或外源性损伤。近年来，随着输尿管镜等内窥镜技术的广泛应用，通过输尿管镜检查发现的输尿管炎病例正在不断增多

107. 急性细菌性膀胱炎如何确诊

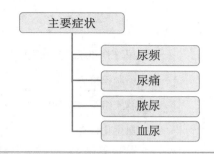

典型案例	患者，女，24岁。3天来尿频、尿急、终末尿痛、灼热感，现有轻度畏寒、下腹隐痛。检查：尿色微红，无腰部及输尿管走行区压痛，下腹部未触及肿块、无压痛。经检查诊断为急性细菌性膀胱炎	
主要症状	尿频	每小时排尿1～2次，甚至更多，每次尿量少，常伴有尿急，严重时可有急迫性尿失禁
	尿痛	多在排尿时发生，终末加重，排尿时会阴部耻骨上尿道有烧灼感
	脓尿	尿浑浊
	血尿	通常在排尿结束时有肉眼血尿。血尿有可能是急性膀胱炎的首发症状
体征及辅助检查	急性细菌性膀胱炎常无特异性的体征，耻骨上有时有压痛。中段尿检查可发现脓细胞和红细胞，同时行尿培养、菌落计数和药敏试验，可为以后的治疗提供准确的依据。血常规可正常或白细胞轻度升高。在急性炎症期，忌行膀胱镜检查	
	男性患者可发现并发的附睾炎，检查附睾有压痛；如有尿道炎，可有尿道脓性分泌物。男性患者还应注意有无前列腺炎或良性前列腺增生。女性患者应注意有无阴道炎、尿道炎、膀胱脱垂或憩室，检查有无处女膜及尿道口畸形，尿道旁腺感染积脓	
病因	急性细菌性膀胱炎多数为化脓菌的感染。多见于女性，多于性交、劳累、憋尿或受凉后发病	
鉴别诊断	膀胱炎必须与其他以排尿改变为主要症状的疾病鉴别，包括阴道炎、性传播疾病性尿道炎等。阴道炎有排尿刺激症状伴阴道刺激症状，常有阴道分泌物排出且恶臭。尿道炎有尿频、尿急，但不如膀胱炎明显，有尿痛，无畏寒、发热，有尿道脓性分泌物，常见病原菌为淋球菌、衣原体、支原体、单纯疱疹病毒和滴虫等	
结语	急性细菌性膀胱炎的诊断主要依据病史、体征及辅助检查	

108. 间质性膀胱炎如何确诊

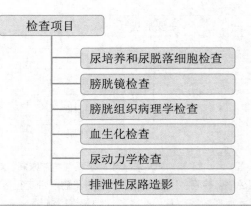

典型案例	患者，女，63 岁。5 年前开始出现尿频、尿急，伴尿道疼痛，抗感染治疗无效，平均 30～60 分钟排尿 1 次，排尿后疼痛能暂时缓解。后行尿道口扩张成形术，术后 20 天疼痛症状缓解。其后尿频、疼痛症状再次出现，曾以"膀胱过度活动症"予酒石酸托特罗定、抗生素、中药等治疗，均无明显改善。经膀胱镜检查确诊为间质性膀胱炎
临床诊断标准	①白天 12 小时内排尿次数多于 5 次。②夜尿多于 2 次。③症状持续 1 年以上。④尿动力学检查未发现逼尿肌的不稳定性。⑤膀胱容量小于 400ml。⑥尿急。⑦Hunner 溃疡。⑧下列症状与体征至少有 2 条者：膀胱充盈时疼痛，排尿后减轻；耻骨上区、盆腔、阴道、尿道或会阴疼痛；麻醉状态下行膀胱镜检查，保持膀胱在 7.84kPa 压力下 1 分钟可见膀胱黏膜出血；对膀胱镜检查的耐受力下降
辅助检查	**主要检查**	①尿培养和尿脱落细胞检查以排除细菌性膀胱炎及尿路上皮肿瘤。②膀胱镜检查可发现膀胱容量减少和 Hunner 溃疡。③膀胱组织病理学检查典型改变为慢性膀胱炎、显著纤维化。④血生化检查示嗜酸性阳离子蛋白（肥大细胞脱颗粒时释放）和 1,4–二甲基咪唑乙酸在肥大细胞增多的患者中均增加。⑤尿动力学检查用于对疼痛性排尿异常的鉴别，监测对治疗的反应。⑥排泄性尿路造影示晚期间质性膀胱炎用此方法观察膀胱容量
	其他检查	近年来采用钾离子敏感试验作为筛选和诊断间质性膀胱炎的新方法。对间质性膀胱炎有一定的诊断价值
		尿液中某些成分的改变（如 GP251、APF）可作为间质性膀胱炎诊断指标，具有较高的敏感性和较强的特异性
		PUF 也可作为间质性膀胱炎筛选的有效工具
结语	临床上主要依靠病史、体检、排尿日记、尿液分析、尿培养、尿动力学检查、膀胱镜检查及病理组织学检查。病理学诊断是最终诊断

Note: The 辅助检查 rows above include the 检查项目 flowchart:

检查项目
- 尿培养和尿脱落细胞检查
- 膀胱镜检查
- 膀胱组织病理学检查
- 血生化检查
- 尿动力学检查
- 排泄性尿路造影

109. 腺性膀胱炎如何确诊

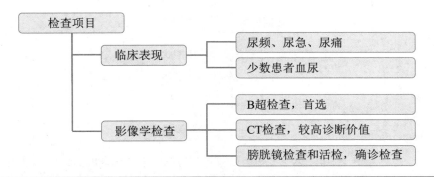

典型案例	患者，男，73 岁。尿频、尿急、排尿困难 5 个月。直肠指诊前列腺 Ⅱ度肿大。B 超显示膀胱左后壁增厚，呈宽基底结节状突起，大小约 0.9cm×2.2cm，边界毛糙，肿块内回声不均匀。CT 显示膀胱左后壁有一宽基底乳头状肿物，边界清楚，约 1.1cm×2.4cm 大小，呈软组织密度；增强后肿物轻度不均匀强化，边界较平扫清楚。术后病理见黏膜下被覆一层柱状上皮，其内有大量增生的上皮巢，部分增生的上皮巢内有扩大的腺腔形成，局部黏膜移行上皮呈乳头状增生。诊断为腺性膀胱炎
影像学检查	**B 超检查**　　为本病的首选检查方法。B 超改变：①好发于膀胱三角区及颈部，其次是输尿管口及膀胱侧壁。②结节性隆起和局部增厚仅限于膀胱壁黏膜层和黏膜下层，与肌层间有较明显的线状分界。③病灶基底宽，表面较光滑，膀胱壁完整。④病变部位膀胱壁无僵硬感，周围膀胱壁常呈弥漫性肥厚，结构层次尚可辨认。⑤较大病灶内有时出现大小不等的低回声或无回声区，甚至出现囊泡状表现。⑥病变处增生血管多与膀胱壁平行，分布稀少，彩色多普勒有时可见点状血流，多为静脉频谱，偶可测及动脉频谱。⑦腺性膀胱炎的膀胱外膜层光滑且无盆腔淋巴结肿大
	CT 检查　　对本病有较高的诊断价值。病灶常呈隆起性病变，或膀胱壁增厚且膀胱黏膜表面毛糙高低不平，膀胱容积减少等
	膀胱镜检查和活检　　为本病确诊手段。镜检下表现为 4 种类型：乳头样型、葡萄滤泡样型、慢性炎症型、广基凸起型。活检术前易漏诊
结语	腺性膀胱炎临床表现缺乏特征，但当出现尿频、尿急、排尿困难、耻骨上疼痛或血尿时，应考虑本病，影像学检查中 B 超、CT 检查可发现膀胱占位，CT 检查敏感性高，当发现膀胱内占位伴膀胱壁广泛增厚时，要高度怀疑本病。膀胱镜活检是确诊腺性膀胱炎的依据

110. 嗜酸性粒细胞性膀胱炎如何确诊

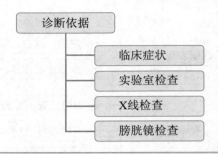

典型案例		患者，男，29 岁。无明显诱因出现尿频，伴下腹疼痛、间断性肉眼血尿 2 周入院。尿常规：红细胞 40～50 个/HP。B 超显示膀胱底部有一 3.5cm×4.0cm 占位性病变。排泄性尿路造影检查：上尿路无异常，膀胱底部有充盈性缺损。膀胱镜检查：见膀胱底部近三角区处有一 3.5cm×4.0cm 突起。表面黏膜不光滑。活检显示黏膜及黏膜下层有大量嗜酸性粒细胞浸润。组织学病理检查：肌层及黏膜下有大量的嗜酸性粒细胞、浆细胞及组织细胞浸润。病理报告为嗜酸性粒细胞性膀胱炎
诊断依据	临床症状	有血尿或脓尿、尿频、尿急、尿痛，尿痛不因排尿而减轻，排尿困难，甚至出现尿潴留。症状多反复发作而趋于慢性，患者常有过敏史或哮喘史
	实验室检查	血常规检查可有嗜酸性粒细胞增多，尿常规检查可见蛋白尿、血尿或脓尿，中段尿培养阴性
	X 线检查	排泄性尿路造影可显示输尿管扩张或反流
	膀胱镜检查	可见膀胱内有广基新生物，多位于膀胱后壁和输尿管口周围，活组织病理检查可见膀胱黏膜内有大量嗜酸性粒细胞浸润
鉴别诊断	急性膀胱炎	常以尿频、尿急为主，且尿中有大量白细胞，无过敏史或哮喘史，血常规检查显示无嗜酸性粒细胞增多
	腺性膀胱炎	表现为尿频、尿急、尿痛等膀胱刺激症状，但外周血无嗜酸性粒细胞增多。膀胱镜检查可见乳头状物而非广基新生物，活检可明确诊断
	间质性膀胱炎	日夜尿频明显，尤其在膀胱充盈时有剧痛，排尿后减轻为特征性症状。膀胱镜检查可见浅表溃疡而非广基新生物，活检可明确诊断
结语		嗜酸性粒细胞性膀胱炎是膀胱局部嗜酸性粒细胞发生的变态反应，是一种罕见的膀胱炎。影像学检查常不能确诊，膀胱镜检查亦无明显的特征，临床常误诊为膀胱肿瘤，确诊有赖于膀胱镜检查、活检

111. 血吸虫病所致的尿路感染如何确诊

```
┌─────────────┐
│  临床症状    │
└─────────────┘
        │
        ├──  全身症状：发热、出汗、头
        │      痛、贫血、皮肤过敏症状等
        │
        ├──  膀胱病变：血尿、尿频、尿
        │      急、尿痛等
        │
        └──  前列腺病变：下腹痛、会阴
               痛等
```

典型案例		患者，男，49 岁。曾到血吸虫疫区出差。后出现皮肤瘙痒，尿频伴下腹疼痛、间歇性终末血尿 1 周入院。尿沉渣涂片可见血吸虫卵。B 超显示膀胱壁增厚。膀胱镜检查可见膀胱黏膜充血，虫卵沉积。经检查诊断为血吸虫病伴尿路感染
临床症状	全身症状	可以出现皮肤瘙痒、红斑、荨麻疹等皮肤过敏症状，可持续数日；病程发展时有发热、畏寒、出汗、头痛、背痛、精神萎靡、神志迟钝、食欲减退、消瘦、贫血等全身症状，历时数天至 3～4 个月不等
	膀胱病变	间歇性终末血尿或全程肉眼血尿、尿频、尿急、尿痛、耻骨上区疼痛，逐渐出现膀胱无力、排尿困难，出现膀胱容量缩小，尿频、尿痛加重，甚至出现假性尿失禁。输尿管可见纤维化、狭窄，狭窄上方输尿管及肾盂内压增高，出现肾绞痛，甚至肾积水
	尿道病变	前尿道血吸虫病可继发感染导致尿道狭窄、尿道周围炎、尿道周围脓肿及尿瘘；后尿道可出现血吸虫结节或溃疡
	精囊病变	可出现血精症状，后期可导致不育
	前列腺病变	多表现为下腹痛、会阴痛及尿痛，晚期可出现性欲减退、早泄及勃起不坚。偶有累及睾丸、附睾，形成血吸虫性肉芽肿
	女性生殖系统	感染血吸虫多见于外阴及阴道外部，也可见于宫颈、子宫、输卵管及卵巢，可出现脓性白带、性交后出血等症状
辅助检查	实验室检查	尿常规检查可见红细胞、白细胞，尿沉渣涂片可见血吸虫卵。粪便常规有时可找见虫卵
	影像学检查	有尿路平片检查、排泄性尿路造影、膀胱造影、尿道造影、B 超检查
	膀胱镜检查	可见到膀胱黏膜充血、溃疡形成、虫卵沉积或虫卵钙化、肉芽肿、息肉等病变。膀胱镜活组织检查多能提供直接的诊断依据
结语		结合病史、临床表现、实验室检查、影像学检查及膀胱镜检查可以确诊

112. 包虫病所致的尿路感染如何确诊

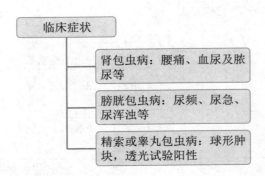

典型案例	患者，女，19 岁。腰胀痛 6 个月，脓尿，内有白色粉皮样物，为白色囊样，镜检为细粒棘球蚴（包虫）。皮内过敏试验：20 分钟（＋）、24 小时（＋）。曾于牧区生活过 2 年。超声：左肾增大、形态失常；整个肾脏呈囊状回声，囊壁厚 2～4mm，囊内见多个大小不等小囊，部分小囊间呈实变样，小囊内壁较光滑，呈囊中囊征。经诊断为左肾包虫病伴尿路感染	
临床症状	肾包虫病主要表现为肾区肿块、腰痛、血尿及脓尿；膀胱包虫病的主要症状为尿频、尿急、尿痛、尿浑浊，并排出粉皮样含子囊及内层碎屑的尿液；精索或睾丸包虫病则在局部出现球形肿块，透光试验阳性。但若合并感染，囊壁增厚，透光试验可为阴性	
实验室检查	血常规见嗜酸性粒细胞增多；尿液检查可见白色粉皮样碎片，查及棘球蚴原头节；间接红细胞凝集试验、酶联免疫吸附试验等化验有助于诊断	
影像学检查	B 超	可显示类圆形无回声液性暗区及边缘清楚的粗糙囊壁，较大的包虫可见"双壁征"
	尿路平片	见肾影增大，有凸出肾缘的肿块轮廓
	排泄性尿路造影	患肾常显影不佳，肾盂、肾盏受压变形、移位，肾盏漏斗部变细、拉长。在包囊破入肾盂时，逆行尿路造影可见造影剂充盈、肾盂并溢入囊内，显出肾盂及球形的包囊，其囊内的众多子囊，呈葡萄样充盈缺损
	CT 检查	提示肾脏多发性囊性改变，囊壁厚，边缘清楚，可有囊中囊征，有时可见特有的蜂窝状分隔影像，有助于诊断
结语	包虫病患者一般都有包虫病流行区的居住和生活史，尤其与犬、羊有过密切接触史。此外，还要根据患者的症状、实验室检查及影像学检查来诊断	

113. 慢性前列腺炎如何确诊

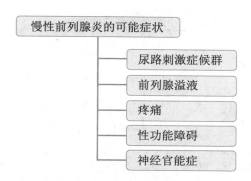

慢性前列腺炎的可能症状
- 尿路刺激症候群
- 前列腺溢液
- 疼痛
- 性功能障碍
- 神经官能症

典型案例	患者，男，35 岁。近 6 个月常感腰骶部、双侧腹股沟及尿道前端痛，会阴不适，尿频，尿不尽感，晨起尿道口外有白色分泌物。肛诊前列腺不大，质中，中央沟略浅。前列腺液显微镜检查：卵磷脂小体少量，白细胞 30～40 个/HP。经检查诊断为慢性前列腺炎
临床表现	慢性前列腺的临床表现各不相同，对以往有尿道炎、尿道梗阻、尿路感染病史且有下列症状之一或几种者，则考虑本病的可能性。包括尿路刺激症候群、前列腺溢液、疼痛、性功能障碍、神经官能症
体格检查	主要是前列腺的肛门指检。前列腺表面不平，软硬不均匀或有压痛，长期炎症时腺体明显纤维化，前列腺可缩小。病程不长的轻型前列腺炎，触诊正常。B 超图像特征性不明显，只能作为参考。主要表现为前列腺包膜增厚、不整齐，内部回声不均匀，常常合并前列腺结石
前列腺液的检查	作为诊断的主要手段。对怀疑患者应及时行前列腺按摩，留取前列腺液做常规化验和细菌培养
	若前列腺液中白细胞＞10 个/HP，卵磷脂小体减少，就可诊断为慢性前列腺炎。但应注意排除尿道炎和膀胱炎等疾病，同时也应注意健康男性性交和射精后几小时内前列腺液的白细胞也明显升高
	细菌培养可用来鉴别细菌性或非细菌性前列腺炎，可采用 Meares 分段细菌培养法。如 VB1 和 VB2 培养阴性，而前列腺液（EPS）和（或）VB3 培养阳性，或者 VB1 和 VB2 菌落计数＜3000 个/ml，而 EPS 和（或）VB3 菌落计数＞5000 个/ml，即可确诊为细菌性前列腺炎
	有类似前列腺炎症状但前列腺液常规和培养均无异常者，应考虑前列腺痛。医疗工作者应在正确的检查后作诊断
结语	临床上诊断慢性前列腺炎主要依据病史、症状、体检和实验室检查

114. 急性细菌性前列腺炎如何确诊

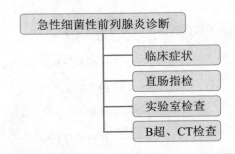

典型案例	患者，男，40 岁，出租车司机。自诉起病急骤，感觉厌食、全身乏力，有尿频、尿急、尿痛症状 15 天左右，曾患过急性尿道炎。入院体温 37℃，血白细胞 1.5 万/立方毫米，白细胞核左移。尿镜检：见大量白细胞及脓细胞，前列腺卵磷脂小体++/pH7.2，革兰阳性杆菌（＋）。直肠指检：前列腺明显增大、质硬、张力大、压痛明显，轻压时有脓液排出。经检查诊断为急性细菌性前列腺炎
临床症状	突然发作的发热、寒战、会阴部及后背部的疼痛，有的患者出现类似肾绞痛的症状，还可伴有尿频、尿急、排尿疼痛、夜尿增多，出现排尿困难，甚至急性尿潴留，还有发热引起的全身症状如关节肌肉疼痛等
直肠指检	可发现前列腺明显肿大，且有压痛，局部温度也升高。怀疑急性前列腺炎的患者禁忌做前列腺按摩，以避免炎症扩散导致菌血症
实验室检查	血常规化验显示白细胞总数及中性粒细胞比例明显升高，尿常规化验也显示尿中白细胞增多
B 超、CT 检查	显示前列腺体积增大，密度不均匀，有时可见小脓肿
鉴别诊断	急性细菌性膀胱炎：主要表现为下尿路刺激症状，即尿频、尿急、尿痛、尿道烧灼感，严重时可伴有肉眼血尿
	急性肾盂肾炎：表现为严重的全身症状及下尿路症状，但同时伴有腰痛，肾区叩痛明显影像学检查有助于鉴别诊断
	急性尿潴留：可继发于急性前列腺炎，表现为严重的排尿困难，尿线变细、排尿不尽感，甚至完全无法排尿，可伴有小腹胀痛、膨隆，压迫腹部尿意更加明显。导尿或超声检查可发现膀胱内大量尿液
结语	急性细菌性前列腺炎的诊断主要依靠病史、体格检查和血、尿的细菌培养结果

115. 什么是前列腺痛

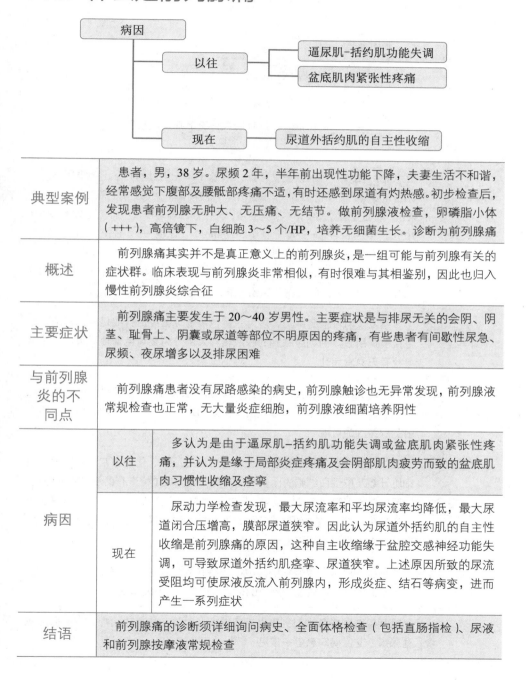

典型案例	患者，男，38 岁。尿频 2 年，半年前出现性功能下降，夫妻生活不和谐，经常感觉下腹部及腰骶部疼痛不适，有时还感到尿道有灼热感。初步检查后，发现患者前列腺无肿大、无压痛、无结节。做前列腺液检查，卵磷脂小体（+++），高倍镜下，白细胞 3～5 个/HP，培养无细菌生长。诊断为前列腺痛
概述	前列腺痛其实并不是真正意义上的前列腺炎，是一组可能与前列腺有关的症状群。临床表现与前列腺炎非常相似，有时很难与其相鉴别，因此也归入慢性前列腺炎综合征
主要症状	前列腺痛主要发生于 20～40 岁男性。主要症状是与排尿无关的会阴、阴茎、耻骨上、阴囊或尿道等部位不明原因的疼痛，有些患者有间歇性尿急、尿频、夜尿增多以及排尿困难
与前列腺炎的不同点	前列腺痛患者没有尿路感染的病史，前列腺触诊也无异常发现，前列腺液常规检查也正常，无大量炎症细胞，前列腺液细菌培养阴性

病因	以往	多认为是由于逼尿肌-括约肌功能失调或盆底肌肉紧张性疼痛，并认为是缘于局部炎症疼痛及会阴部肌肉疲劳而致的盆底肌肉习惯性收缩及痉挛
	现在	尿动力学检查发现，最大尿流率和平均尿流率均降低，最大尿道闭合压增高，膜部尿道狭窄。因此认为尿道外括约肌的自主性收缩是前列腺痛的原因，这种自主收缩缘于盆腔交感神经功能失调，可导致尿道外括约肌痉挛、尿道狭窄。上述原因所致的尿流受阻均可使尿液反流入前列腺内，形成炎症、结石等病变，进而产生一系列症状
结语		前列腺痛的诊断须详细询问病史、全面体格检查（包括直肠指检）、尿液和前列腺按摩液常规检查

116. 前列腺脓肿如何确诊

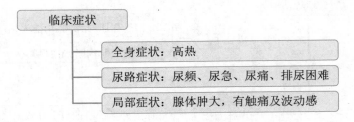

临床症状

全身症状：高热

尿路症状：尿频、尿急、尿痛、排尿困难

局部症状：腺体肿大，有触痛及波动感

典型案例	患者，42 岁，糖尿病史 2 年。入院前 1 年无明显诱因下出现排尿乏力，尿线渐变细。一周前加重，排尿困难。入院前体格检查：前列腺 5cm×4cm×4cm，表面光滑，质中，中央沟变浅，无压痛。辅助检查：血常规 WBC 8.3×10^9/L，中性 66.9%。空腹血糖 14.32mmol/L，尿糖+++，B 型彩超显示前列腺增生，泌尿系统二维螺旋 CT 成像显示前列腺右侧占位或脓肿，大小 2.5cm×2.5cm×2.5cm，CT 值 13Hu，核磁共振水成像（MRU）显示前列腺脓肿。尿培养为大肠埃希菌感染。确诊为前列腺脓肿
病因	多继发于急性前列腺炎，多为金黄色葡萄球菌经血行或是淋巴感染，或直接蔓延所致。前列腺脓肿的脓液培养大部分为金黄色葡萄球菌，应注意寻找有无原发病灶
临床表现	对于有突发高热、会阴部胀痛，同时伴有尿频、尿急、排尿困难等急性前列腺炎症状的患者，如果经过抗生素治疗后症状不能缓解，应考虑存在前列腺脓肿的可能
辅助检查	肛指检查可以发现前列腺肿大、有明显的压痛。化验血常规可以发现白细胞计数及中性白细胞的比例明显升高；B 超和 CT 检查有助于诊断的确立。B 超检查前列腺区有暗区反射，形态不规整，包膜光带不整齐，不连续。尿道造影见一侧之脓肿使尿道移位，造影剂溢流到尿道外或造影剂滞留。尿道镜检查见稠厚脓液流出
禁忌证	前列腺按摩会导致炎症的扩散，故将其列为禁忌。只有在明确炎症已经得到控制时，才能做前列腺液的检查，以进一步明确诊断
结语	前列腺脓肿在急性前列腺炎未能得到及时诊断或有效治疗，发展而形成糖尿病、艾滋病等患者中常见

117. 非特异性尿道炎如何确诊

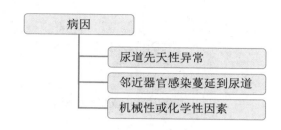

典型案例	患者，女，32 岁。主诉：最近发现尿道口红肿，尿道也感觉灼痛，还出现了尿频、尿急的症状。检查：尿道口红肿、有脓性分泌物排出。诊断为非特异性尿道炎
病原菌	非特异性尿道炎是指由普通细菌感染引起的尿道炎症，常见的细菌有大肠埃希菌、变形杆菌、铜绿假单胞菌、葡萄球菌等
病因	尿道先天性异常致尿道梗阻合并感染，如后尿道瓣膜、尿道憩室、包茎
	邻近器官感染蔓延到尿道，如前列腺炎、精囊炎、宫颈炎、阴道炎等
	机械性或化学性因素致尿道继发感染，如尿道结石、损伤、肿瘤、异物、经尿道的器械操作、留置导尿管或应用化学药物等所致
病理	急性感染时，尿道黏膜充血水肿或有糜烂、溃疡形成，表面有浆液性或脓性分泌物，尿道外口红肿、边缘外翻，严重者感染向尿道近端或黏膜下发展，主要在后尿道、膀胱颈，有时累及整个尿道、膀胱、前列腺等，并可引起急性膀胱炎、急性前列腺炎、急性附睾炎、尿道周围炎、尿道周围脓肿及慢性尿道炎等
症状	主要为尿频、尿急、尿道烧灼样疼痛，排尿时加重。病情严重者可发生尿道痉挛，同时有耻骨上或会阴部钝痛。急性期男性患者有较多尿道分泌物，女性患者尿道分泌物少见。慢性期分泌物逐渐减少，或仅在清晨第一次排尿时可见尿道口附近少量浆液性分泌物
实验室检查	尿常规检查有大量白细胞，将尿道分泌物涂片做染色检查或细菌培养可发现大肠埃希菌、葡萄球菌等非特异性致病菌。尿三杯试验对尿道炎的诊断有一定的帮助。慢性尿路感染有时需行尿道膀胱镜检查
结语	注意与特异性尿道炎相鉴别。特异性感染是指由淋病双球菌、结核杆菌、滴虫、真菌、衣原体、支原体等引起的尿道炎

118. 尿道炎如何确诊

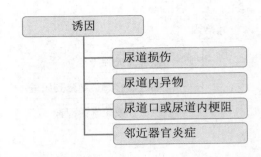

典型案例	患者，男，25 岁。主诉尿道刺痛，伴尿道口淡黄色分泌物 10 天。诊查：包皮过长，尿道口红肿，挤压尿道可见尿道口有淡黄色分泌物，量不多。底裤亦粘有黄色分泌物，双侧睾丸不肿大、无压痛。肛诊：前列腺不大、质软。化验：尿道分泌物涂片白细胞计数＞20 个，未发现革兰阴性双球菌。衣原体阳性，支原体阴性。诊断为非淋菌性尿道炎
病原菌	常见的致病菌有大肠埃希菌、葡萄球菌、链球菌、淋病奈瑟菌、衣原体、滴虫等
临床症状	急性期男性患者尿道口红肿，少数可发生尿道口糜烂，有黏液性或黄色脓性分泌物溢出。女性患者尿道分泌物少见。排尿时均有尿道痛或烧灼感，当炎症蔓延至后尿道时，可出现尿频、尿急、耻骨上及会阴部钝痛。慢性尿道炎尿道分泌物逐渐减少，为浆液性或稀薄黏液分泌物，有时仅表现为晨起分泌物粘住尿道口或内裤污秽，尿线可分叉。排尿刺激症状由于较轻或无症状常被忽略
实验室检查	尿道分泌物涂片检查或细菌、支原体培养，以明确致病菌。如怀疑淋病，女性患者应行阴道分泌物涂片检查，已婚者应同时检查配偶
	如无尿道分泌物，男性患者应行尿三杯试验，有助于判断感染的部位
	尿道炎的急性期忌行尿道镜检查，慢性尿道炎需行尿道膀胱镜检查，以明确发病的原因
	尿道扩张和尿道造影可判断有无尿道狭窄
结语	尿道炎是尿道黏膜的炎症，在临床上可分为急性和慢性 2 类，多为致病菌逆行侵入尿道引起，多见于女性。引起尿道炎的诱因有尿道损伤、尿道内异物、尿道口或尿道内梗阻及邻近器官炎症等。近来男性尿道炎发病率也见增高，多与不洁性生活有关

119. 霉菌性尿道炎如何确诊

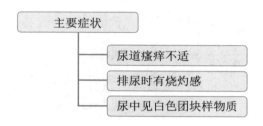

主要症状
- 尿道瘙痒不适
- 排尿时有烧灼感
- 尿中见白色团块样物质

典型案例	患者，男，25 岁。主诉尿道瘙痒不适，龟头无其他明显的异常症状，早上起来尿道口有白色物质，无不洁性生活。分泌物检查：白细胞（WBC）（＋）、霉菌孢子少许。诊断为霉菌性尿道炎
概述	霉菌性尿道炎是由霉菌感染引起的尿道炎性病变。正常人体内存在有霉菌，一般在口腔、阴道和肛门直肠等部位
病因	大面积烧伤、急性肾功能衰竭、重症糖尿病，以及机体抵抗力下降或长期应用广谱抗生素、皮质激素等药物或免疫抑制剂，引起体内菌群失调，体内霉菌乘机生长繁殖
	长期应用导尿管、造瘘管等可导致霉菌性尿道炎
	经尿道再上行感染或经血液循环至输尿管、肾脏，导致肾脏及输尿管的霉菌性感染，甚至出现霉菌性败血症
临床症状	主要有尿道瘙痒不适，排尿时有烧灼感，尿中可见白色团块样物质。如有合并霉菌性肾盂肾炎，可有寒战、高热、腰痛，伴恶心、呕吐、纳差等全身症状
辅助检查	体检可于尿道口见有少量分泌物溢出，呈水样或黏液样，少数呈红色或褐色。可取尿沉渣、尿道分泌物、尿道拭子做涂片找到霉菌孢子、假菌丝，或行尿培养，如发现霉菌即可明确诊断
鉴别诊断	非特异性尿道炎：非特异性细菌引起的尿道炎症病变。有尿道痒感、疼痛，常伴尿频、血尿；并有尿道分泌物，初为黏液性，后呈大量脓性。尿培养可找到非特异性细菌
	滴虫性尿道炎：为毛滴虫所引起的尿道炎症改变。尿道瘙痒、不适。有大量黏液性稀薄的尿道分泌物，继发感染时，可为脓性。取尿道分泌物镜检，可找到滴虫
结语	霉菌性阴道炎患者尽量避免进行性生活，注意个人卫生的护理，饮食宜清淡

120. 滴虫性尿道炎如何确诊

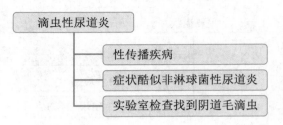

典型案例	患者，女，55 岁。因会阴部不适，尿频、尿急、尿痛 1 个月来医院就诊。曾按细菌性尿道炎治疗未见好转。血常规：白细胞 9.8×10^9/L，红细胞 3.94×10^{12}/L，血小板 210×10^9/L。尿常规：红细胞（++）。镜检：活动状滴虫 0～3 个/HP。诊断为滴虫性尿道炎
传播途径及部位	一般是女性通过游泳、洗浴、性交或医疗器械等途径感染阴道毛滴虫。阴道毛滴虫可存在于女性的阴道、宫颈、尿道、膀胱、尿道旁腺及男性的前尿道、阴茎头、前列腺、附睾和精液中
病因	在妊娠、月经前或机体抵抗力下降时可引起阴道内感染，再蔓延至尿道引起尿路感染。滴虫性阴道炎可通过性传播使男性感染。感染后的潜伏期为 4～28 天
症状	滴虫性尿道炎患者常见的症状酷似非淋球菌性尿道炎的症状，即少量到中量的尿道分泌物，或仅在清晨起床时有少许分泌物附着于尿道口，呈无色稀薄透明状或乳状，可伴有尿道发痒不适。还有少数男性患者会出现包皮龟头炎的表现，个别伴有继发性溃疡
诊断	只要有滴虫性阴道炎及尿道炎症状的女性患者，以及尿道炎男性患者的妻子有阴道滴虫者，都应考虑患滴虫性尿道炎的可能
	滴虫性尿道炎的诊断主要依靠在尿道或阴道分泌物、尿液及包皮垢中通过显微镜检查或培养找到阴道毛滴虫
	膀胱尿道镜可观察到后尿道、膀胱颈部及三角区有充血、红色小乳头状息肉隆起，并黏附有一层菲薄的絮状物
结语	滴虫性尿道炎由阴道毛滴虫感染所致，属于性传播疾病。以女性多见，常与淋病等其他性传播疾病同时感染。注意及时治疗

121. 精囊炎如何确诊

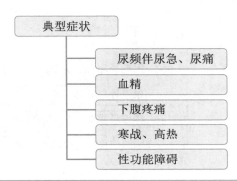

典型案例	患者，男，32 岁。尿频、尿急、尿痛，1 年前患过前列腺炎，有血精史，腹部胀痛，性欲减退，偶尔出现射精疼痛或早泄现象。经检查有急性前列腺炎症状和血精，精囊肿大，有波动和压痛。诊断为精囊炎伴前列腺炎
解剖特点	精囊通过其排泄管与输精管会合形成射精管并开口于后尿道。由于解剖结构的密切关系，精囊炎与前列腺炎常同时发生，但发病率较前列腺炎低
病因	多由尿道或前列腺感染直接蔓延而引起，其次是淋巴感染或血行感染。病原菌以大肠埃希菌、葡萄球菌、链球菌最多见
临床分型	根据临床表现可分为急性精囊炎和慢性精囊炎。慢性精囊炎多为急性精囊炎病变较重或未彻底治疗所致，还有部分患者是因频繁性兴奋或手淫过频，引起精囊及前列腺充血、继发感染所致
临床症状	一般有前列腺炎或尿道炎病史，性交时有血精、精液呈暗红色或挟有血块。下腹部钝痛或绞痛，可放射到腰部、腹股沟或会阴部，射精时疼痛加重。还可出现尿道灼热感、尿频、尿急、尿痛及终末血尿等症状，可伴有会阴部及直肠内疼痛，大便时疼痛加重。病情严重者可影响性功能，出现性欲减退、早泄等性功能障碍的症状。急性期还可出现全身症状，如寒战、高热、恶心、呕吐等
辅助检查	血常规检查可见白细胞总数及中性粒细胞增多
	精液常规检查可见大量红细胞及脓细胞，精子大多死亡或无精子
	精囊造影检查可用于慢性精囊炎的诊断，可见精囊形态不完整，边缘不平滑，但临床上精囊造影已极少应用，而代之以 B 超检查。B 超可发现精囊扩大、变形、回声杂乱、不均匀等
结语	由于精囊炎常与前列腺炎同时发生，注意与前列腺炎的鉴别

122. 尿道旁腺炎如何确诊

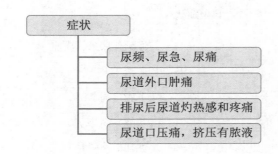

症状	
	尿频、尿急、尿痛
	尿道外口肿痛
	排尿后尿道灼热感和疼痛
	尿道口压痛，挤压有脓液

典型案例	患者，女，36 岁。无明显诱因尿频、尿急、尿痛 6 个月，甚至排尿淋漓不清、排尿困难、下腹部及腰背疼痛，尿道口肿胀、疼痛，触摸疼痛格外明显，伴有 38℃左右的发热。体格检查：尿道口略微充血，尿道口下半部明显肿胀隆起，宛如一个小核桃般大小的半球状的突出肿块，遮挡着尿道口的下半部，摸上去质地较软，有明显的触痛，触压后尿道口处见到少量黄白色的脓液流出。脓液作细菌培养显示是葡萄球菌感染。经检查诊断为女性尿道旁腺炎
解剖特点	尿道旁腺是女性尿道下端群集于尿道两侧黏膜下层的小腺体，在近尿道外口两侧之后外侧有通向尿道很小的管口
病因	常继发于尿道的非特异性细菌或淋球菌感染，可成为慢性尿路感染时隐藏细菌的病灶。尿道旁腺的感染亦可形成尿道旁腺囊肿或脓肿。尿道旁腺开口于尿道口后壁两侧，当尿道发生感染时，致病菌可埋伏于尿道旁腺而致尿道旁腺炎。致病菌主要为大肠埃希菌、链球菌、葡萄球菌和淋球菌等
症状	临床表现为尿道外口肿痛不适，有尿频、尿急、尿痛及排尿后尿道灼热感和疼痛不适。体检可于尿道口一侧或两侧扪及波动、压痛，亦可自腺管口挤出脓液或石灰状凝块。慢性尿道旁腺炎还可致尿道远端狭窄而出现排尿困难，其尿线细而有力，将腺管口分泌物涂片及细菌培养可发现致病菌
诊断	取患者的中段尿镜检可见尿液中有较多的白细胞（脓尿），表示尿路有感染
	在腺管开口处取脓性分泌物作涂片及细菌培养，经过培养可以看见淋球菌或其他致病菌生长，即可明确诊断为尿道旁腺炎
结语	根据临床表现及分泌物细菌培养，诊断尿道旁腺炎

123. 尿道球腺炎如何确诊

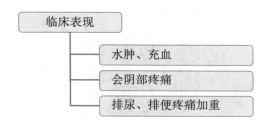

典型案例	患者，男，32 岁。主诉发热 1 天，会阴部疼痛不适，排尿、排便疼痛。会阴部按压有结节感，排尿用力时会阴部尿道内有刺痛。体格检查：会阴部皮肤红肿。尿液作细菌培养：淋球菌感染。直肠指检：尿道球腺肿大。经检查诊断为尿道球腺炎
解剖特点	尿道球腺是位于尿生殖膈内尿道膜部上下筋膜之间括约肌肌束中的小腺体
病因	尿道球腺可产生非特异性感染或其他如结核、囊肿、肿瘤等病变。尿道球腺炎多为尿道炎的并发症，可发生于淋病晚期，尿道内器械操作为其诱因，亦可继发于尿道狭窄。尿道有炎症时，细菌可经尿道球腺管进入腺体而引起感染。常见的病原菌为淋球菌、大肠埃希菌、葡萄球菌等
分类	尿道球腺炎分为急性尿道球腺炎和慢性尿道球腺炎
临床症状	急性期尿道球腺有水肿、充血，并可形成脓肿，有的可逐渐转为慢性。一般症状发展缓慢，主要表现为会阴部疼痛不适，向肛门、阴囊、大腿等处放射。排尿及排便可使疼痛加重，多因括约肌收缩而使症状加剧。尿道球腺腺管阻塞后腺体内可形成脓肿，此时可出现会阴部皮肤红肿、隆起，扪之有压痛，并可有波动感，向直肠、会阴破溃后可形成窦道、尿瘘，并常伴有畏寒、发热、排尿困难等症状
辅助检查	体检可发现会阴部皮肤红肿、有压痛，直肠指检可摸到肿大的尿道球腺，呈硬结样，有明显压痛。按摩后留取分泌物或取按摩后的初始尿液标本，可见有白细胞，细菌培养可发现致病菌。尿道镜检查可见尿道腺管水肿、充血，管口有脓性分泌物排出
结语	尿道球腺炎的诊断主要依靠临床表现和实验室检查

124. 急性化脓性睾丸炎如何确诊

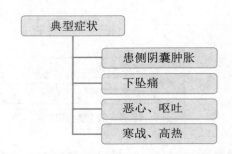

典型症状
- 患侧阴囊肿胀
- 下坠痛
- 恶心、呕吐
- 寒战、高热

典型案例	患者，男，32 岁。主诉发热 1 天，伴恶心、呕吐。左侧阴囊肿痛，压之更甚，有下坠感。10 天前行前列腺摘除术。B 超示左侧睾丸增大，呈细小密集的点状回声。血培养发现葡萄球菌。诊断为急性化脓性睾丸炎
病理	肉眼见睾丸出现不同程度的增大、充血、紧张。切开睾丸时可见小脓肿。镜下可观察到多数局灶性坏死，结缔组织水肿及分叶核粒细胞浸润，细精管有炎症、出血、坏死，严重者可形成睾丸脓肿及睾丸梗死
致病菌	由化脓性致病菌，如葡萄球菌、链球菌、大肠埃希菌等引起
感染途径	感染途径有血行感染（如化脓性细菌败血症）、淋巴感染和上行感染（如由输精管或附睾传入）。其中，以附睾直接蔓延至睾丸者为常见，如经尿道器械的应用、前列腺摘除术、留置导尿管等操作均可引起睾丸炎
临床表现	发病多为一侧性，临床表现为突发的患侧阴囊红、肿、热、痛，疼痛向腹股沟区放射，有明显的下坠感，并伴有畏寒、高热、恶心、呕吐等全身症状
辅助检查	体检可发现患侧阴囊皮肤发红，肿胀有热感，明显压痛，睾丸及附睾肿大、压痛，并可触及肿大的腹股沟淋巴结
	实验室检查中血常规提示白细胞及中性粒细胞比例明显升高，血培养可发现致病菌
	B 超可提示患侧睾丸增大，血供丰富，内部回声呈中等细小密集的点状回声，分布均匀，并伴有炎性的鞘膜积液等
诱发疾病	睾丸炎易诱发各种严重疾病，如精索静脉曲张、精索炎、前列腺炎、内分泌疾病、肾炎等肾脏疾病、泌尿感染疾病、恶性肿瘤等
结语	根据全身感染症状及患侧睾丸红、肿、热、痛的体征，一般可明确诊断。而睾丸炎治愈后，由于纤维化及细精管的损害，可引起睾丸萎缩，注意早期治疗

125. 腮腺炎性睾丸炎如何确诊

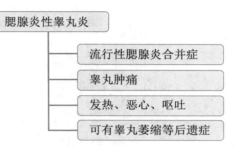

典型案例	患者，男，32 岁。主诉发热 3 天，伴恶心、呕吐。左侧阴囊红肿，触痛明显，睾丸肿大。4 天前患流行性腮腺炎。诊断为腮腺炎性睾丸炎
病程及后遗症	一般在腮腺炎发生后 3～4 天出现，病程一般为 7～10 天，病愈之后可发生睾丸萎缩等后遗症，并有可能导致不育
病因	腮腺炎性睾丸炎由腮腺炎病毒经血行侵入睾丸引起，是男性流行性腮腺炎患者最常见的合并症
症状	60%～70%发生于单侧，亦可发生于双侧。患者多有急性流行性腮腺炎病史，腮腺部位肿胀，腮腺管口处红肿，按压时有分泌物出现。患者可出现阴囊内疼痛，重者如刀割，轻者仅有不适，可伴有畏寒、发热、恶心、呕吐等全身症状，但无排尿不适症状
体格检查	体检可发现患侧阴囊红肿，睾丸肿大，但质地柔韧，触痛明显，精索及附睾均有疼痛，有时合并有睾丸鞘膜积液
实验室检查	尿常规检查大多正常，有时有蛋白或镜下血尿，急性期可在尿液内发现致病病毒
鉴别诊断	睾丸扭转表现为突发性的阴囊肿大、疼痛伴明显的触痛，但无腮腺炎病史，托起阴囊疼痛未见减轻，反而加剧；无发热；彩色多普勒可见睾丸血流灌注减少或消失
	急性附睾炎可有突发性的阴囊肿大、疼痛伴明显的触痛。但最初仅附睾肿大，睾丸正常或稍硬
	嵌顿性斜疝也可表现为突发性的阴囊疼痛、肿大。既往有腹股沟斜疝病史，嵌顿后可出现腹胀、呕吐。体格检查可扪及阴囊内肿块
结语	睾丸炎是男性常见的生殖系感染疾病，最终可导致男性不育

126. 急性附睾炎如何确诊

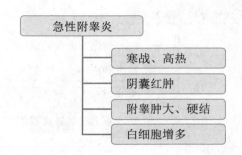

急性附睾炎
- 寒战、高热
- 阴囊红肿
- 附睾肿大、硬结
- 白细胞增多

典型案例	患者，男，25 岁，司机。主诉偶尔感觉阴囊隐痛。结婚 1 年半，一直在没有避孕措施下同房，其妻子从未怀孕，近 2 周右侧附睾有明显的肿胀、疼痛，夜尿频多。右侧附睾尾部可触及一圆锥状硬结。舌淡苔薄白，脉弦迟无力。多普勒仪检查：附睾增大变硬。实验室检查：外周血白细胞可达（2～3）×10^9/L。诊断为急性附睾炎
症状	不少患者在睡眠时突然发生睾丸、附睾肿大及疼痛，发病数小时后形成急性炎症，附睾尾部局部有肿胀疼痛，疼痛可放射至腹股沟区及下腹部，行动或站立时疼痛加重，严重时可伴有寒战、高热、乏力等全身症状
病因	致病菌多经尿道侵入，以大肠埃希菌和葡萄球菌多见。早期是一种蜂窝织炎，感染一般在输精管开始再延伸至附睾尾部，再由尾部向头部扩散。感染在后期可完全消失而无损害，但附睾管周围的纤维化可使管腔阻塞，如为双侧附睾炎，可导致男性不育症。急性附睾炎发病急，常有留置导尿管、尿道内器械操作（如尿道扩张、膀胱镜检查等）或前列腺手术史等
体格检查	可发现腹股沟处（精索）或下腹部有压痛，患侧阴囊红肿增大，附睾肿大或硬结，压痛明显。严重时可形成脓肿，皮肤呈干性、变薄，脓肿亦可自行破溃。发病早期肿大的附睾尾部尚可与睾丸分开，但之后睾丸与附睾即形成一硬块，精索因水肿而增厚，数日内出现继发性睾丸鞘膜积液
辅助检查	血常规检查可发现血白细胞明显升高，尿常规中白细胞增多，B 超提示附睾增大，血供丰富。尿革兰染色或细菌培养可发现致病菌
结语	急性附睾炎诊断主要依靠病史、临床表现和辅助检查。其并发症往往是由于治疗不及时或治疗不当引起的。应彻底治疗尿路感染和前列腺炎以预防急性附睾炎的发生发展

127. 慢性附睾炎如何确诊

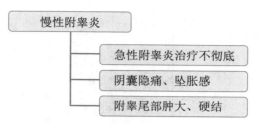

典型案例	患者，男，32 岁。有半年的时间感觉睾丸松弛下坠，阴囊潮湿，双侧睾丸疼痛并且伴有尿道不舒服，精液稀释变黄，精少，结婚 2 年没有小孩。经检查诊断为慢性附睾炎
病因	一般是急性附睾炎治疗不彻底导致的，或为慢性前列腺炎及精索炎的并发症。由于纤维组织增生使整个附睾硬化，附睾内可有广泛的瘢痕形成和附睾管闭塞，并伴有淋巴细胞和浆细胞浸润
症状	慢性附睾炎在临床上较多见，患者常感患侧阴囊隐痛、坠胀感，疼痛常放射至下腹部及同侧腹股沟区
辅助检查	体检可触及附睾尾部增大、较硬，伴有结节形成，轻度触痛，输精管可增粗。B 超检查可见增大的附睾，内部回声不均
与慢性前列腺炎的关系	鉴于慢性附睾炎与慢性前列腺炎之间的密切关系，故在诊断的同时应检查有无慢性前列腺炎
	为了明确炎症是否波及前列腺，应做前列腺液常规检查
	并发慢性前列腺炎时，尿常规可见红细胞、白细胞。合并前列腺炎时，前列腺液中白细胞会超过 5～10 个/HP，甚至更多，而卵磷脂小体减少

鉴别诊断	附睾结核	表现为附睾硬结、疼痛。患者多有泌尿系统结核病史，其输精管增粗、变硬，呈串珠样改变。分泌物镜检可找到抗酸杆菌
	精液囊肿	表现为附睾有结节，但结节多位于附睾头部，表面光滑，无压痛。B 超可见附睾头部有囊性占位
	附睾肿瘤	表现为附睾肿块，有时可出现阴囊胀痛。但肿块多位于附睾尾部，表面不光滑，界限不清，质地坚硬。手术病理组织学检查可确定诊断

结语	慢性附睾炎除了疼痛及双侧附睾炎可能致不育外，无严重后果，一旦发展到纤维化期，则无法逆转。应早期发现与治疗

128. 阴茎头包皮炎如何确诊

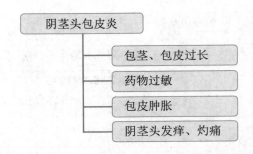

典型案例	患者，男，7岁。主诉包皮红肿，阴茎头瘙痒，有烧灼感，疼痛2天。体格检查：包皮红肿，包皮外口小，包皮过长未能外翻显露龟头。分泌物细菌检查发现链球菌。诊断为阴茎头包皮炎
病因	包皮过长或包茎可使尿液、精液或包皮分泌的类脂物质积聚在包皮囊内，形成包皮垢，刺激包皮和阴茎头。非特异性致病菌或淋球菌侵入即可致病
	药物过敏所引起的阴茎头包皮炎是一种延迟型变态反应，临床上也颇为常见，一般在服药后24～72小时内发病
症状	初发时阴茎头和包皮表面充血、水肿，继而发生糜烂或溃疡，溃疡相互融合
	如果原为包皮过长，在出现炎症后包皮肿胀，包皮口缩小，包皮不能上翻，局部引流受阻，感染加重
	若包皮不遮盖全部阴茎头，包皮的炎症、水肿可使包皮口紧缩，引起阴茎头和包皮水肿进一步加剧，甚至缺血坏死
	症状表现为阴茎头及包皮处发痒、灼痛，排尿时加重，可有脓性分泌物自包皮口流出
体格检查	体检可发现包皮肿胀，包皮口缩小，包皮上翻困难。如能将包皮上翻，可见到包皮内板和阴茎头潮湿红肿。严重者可有浅小溃疡或糜烂，可有特殊臭味的分泌物。可有肿大疼痛的腹股沟淋巴结。分泌物涂片或细菌培养可发现各种致病菌
转化为阴茎癌	对于包茎合并感染且经久不愈者，必须警惕阴茎癌的可能性，应仔细检查包皮下是否有肿块。对包皮口狭小不能翻起包皮者，必要时要切开包皮口，暴露阴茎头，取活组织检查。切记不能遗漏阴茎癌的诊断
结语	阴茎头发炎与包皮炎常常同时存在。依靠临床症状及辅助检查进行诊断。警惕阴茎癌的发生

129. 泌尿系统结核如何确诊

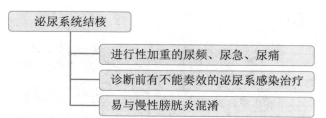

典型案例	患者，女，27 岁。尿频、尿急、尿痛，加重时有终末血尿。尿检查：红细胞、白细胞、脓细胞均满视野。尿普通细菌培养：无细菌生长。尿路平片：未见明显异常。按膀胱炎治疗已半年未见好转。首先考虑泌尿系统结核
概述	大多数患者在明确诊断为泌尿系统结核前都曾按"尿路感染"治疗达数月乃至数年之久，各种抗生素治疗都不能奏效
症状	主要表现为进行性加重的尿频、尿急、尿痛，偶伴血尿的慢性膀胱炎症状
肾结核与慢性膀胱炎的关系	肾结核典型症状往往首先不在肾脏而在膀胱，故将膀胱称为肾脏的"代言人"。出现症状时，身体其他部位的结核多已愈合，腰部症状也不明显，肺内查不出原发病灶，但这并不能否定肾结核的诊断
	临床上不应轻易确定慢性膀胱炎的诊断，特别是对于经久不愈的尿路感染，必须进一步查寻引起慢性膀胱炎的原因。很可能就是结核
	在中国，引起慢性膀胱炎最常见的疾病即为肾结核，故对有慢性膀胱炎症状而尿中又有红细胞、白细胞和蛋白者应首先排除肾结核的可能
	男性几乎不存在原发性膀胱炎，青年男性患者表现有慢性膀胱炎时，更要考虑肾结核的问题
	少数病例因较早发生输尿管结核性梗阻，膀胱炎症状可很快消失，尿液的实验室检查可无阳性发现，诊断比较困难。诊断需仔细询问既往病史，借助现代影像学检查及分子生物学技术，以便早期诊断和治疗得以成功。如果查体发现附睾、精囊、精索或前列腺有硬结存在，则亦应考虑有肾结核可能
结语	注意肾结核和慢性膀胱炎的鉴别与诊断

130. 肾结核如何确诊

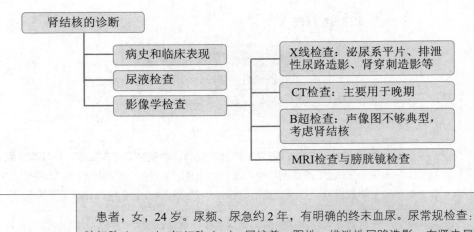

典型案例		患者，女，24岁。尿频、尿急约2年，有明确的终末血尿。尿常规检查：脓细胞（+++），红细胞（+）。尿培养：阴性。排泄性尿路造影：左肾未显影，左肾区可见斑片状高密度阴影，右肾盂、肾盏显示光滑，有轻度积水。诊断为左肾结核
肾结核病史和临床表现		①有慢性膀胱炎的症状，即逐渐加重的尿频、尿急、尿痛或伴有血尿的表现，经常规抗菌药物治疗无效者。②尿液呈酸性，有脓细胞，而普通培养无细菌生长者。③有肺结核或其他肾外结核病灶，尿液出现少量蛋白，尿常规检查可见红细胞者。④附睾、精囊、精索或前列腺发现硬结，阴囊有慢性流脓窦道者
尿液检查		对诊断有决定性意义。典型肾结核患者中尿液浑浊如淘米水样，尿中可混有血液，呈酸性反应，蛋白阳性，镜下可见大量白细胞和红细胞。尿结核杆菌检查在临床上有重要意义。尿沉渣涂片抗酸染色，50%～70%的患者可查出结核杆菌。采用多聚酶链式反应诊断结核病，提高了试验的敏感性
影像学检查	**X线检查**	有泌尿系平片、排泄性尿路造影或逆行尿路造影、肾穿刺造影、膀胱造影等。排泄性尿路造影和逆行尿路造影对肾结核的诊断有重要意义，可见肾盏阴影边缘不光滑等早期肾乳头坏死的表现；肾盏失去杯形，严重时形成空洞

影像学检查	CT 检查	主要用于晚期病变。能清楚显示扩大的肾盏、肾盂空洞和钙化
	B 超检查	主要用于中型和重型病例。声像图不够典型时应怀疑肾结核可能
	MRI 检查	肾盏、肾盂变形，肾盏排列紊乱，肾实质内可有高信号脓腔，输尿管一般不扩张。核磁共振水成像在肾功能严重破坏并尿路梗阻更为适合
	膀胱镜检查	病变蔓延至膀胱时，可在膀胱镜下发现典型的膀胱结核病变
结语		在诊断时除了要了解临床表现并进行泌尿生殖系统的全面检查外,还需了解患者的全身情况

131. 输尿管结核如何确诊

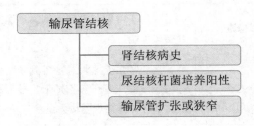

典型案例	患者，男，28 岁。尿频、尿急、尿痛、终末血尿伴腰痛。右侧肾结核切除 1 年。尿常规检查：脓细胞（+++），红细胞（+）。尿培养：阳性。排泄性尿路造影：输尿管腔狭窄，无自然蠕动波形。诊断为输尿管结核
病史	患者多有肺结核或肾结核病史
实验室检查	尿液中有红细胞及大量脓细胞；24 小时尿沉渣可找到抗酸杆菌；尿结核杆菌培养阳性
X 线检查	输尿管结核多有肾结核的 X 线征。排泄性尿路造影除了显示肾盂、肾盏破坏等肾结核的表现外，还可见输尿管管腔狭窄、僵硬变直、无自然蠕动波形
	输尿管结核的 X 线征可分为早期、慢性期和晚期。早期输尿管均匀扩张至输尿管膀胱壁段，有时可表现为输尿管边缘不规则，整段输尿管呈节段性扩张或狭窄
	慢性期输尿管因为纤维化病变导致真正的狭窄，狭窄可以发生在输尿管任何部位，可见狭窄段边缘光滑，其上段输尿管扩张。有时出现多发性狭窄。到晚期，输尿管管壁增厚，管腔狭窄，长度缩短，形似烟斗柄状
B 超、CT 检查	均能发现有肾结核的征象
膀胱镜检查	有时可见膀胱壁结核结节及溃疡，输尿管口充血、水肿。严重时输尿管口可呈高尔夫球洞样改变
结语	输尿管结核常常与肾结核并发，其诊断根据病史及辅助检查

132. 膀胱结核如何确诊

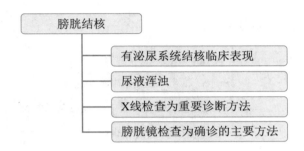

典型案例	患者尿频、尿急、尿痛 2 年。尿常规检查：白细胞 30～50 个/HP，红细胞 15～25 个/HP。排泄性尿路造影显示右肾区散在小片状高密度阴影，右肾不显影，左肾中度积水，造影片上膀胱如乒乓球大小。怀疑右肾结核、膀胱结核
临床表现	首先要有泌尿系统结核临床表现，然后根据局部表现考虑膀胱结核的可能 ①慢性膀胱炎经抗生素治疗无明显效果。②尿液呈酸性，有脓细胞，而普通培养无细菌生长。③有肺结核或其他泌尿系以外结核病灶，尿液出现少量蛋白，尿液镜检有红细胞。④附睾、精囊、精索或前列腺发现硬结，阴囊有慢性窦道。出现上述情况应怀疑膀胱结核
尿液检查	尿液浑浊如淘米水样。尿中可混有血液，呈酸性反应，蛋白阳性。显微镜下可见有大量红细胞、白细胞与脓细胞。24 小时尿沉渣涂片抗酸染色在 50%～70% 的病例中可查到抗酸杆菌。尿结核杆菌培养加豚鼠接种是检查结核杆菌最重要的检查，阳性率可达 90%
X 线检查	腹部平片可显示肾脏的点状钙化。排泄性尿路造影可发现显影延迟、肾盏虫蚀样改变、肾脏脓腔形成、肾输尿管积水、输尿管强直和狭窄、膀胱容量减少等。膀胱结核破坏严重者膀胱造影可见膀胱挛缩，容量变小，并可见膀胱内尿液反流到输尿管，引起肾积水、输尿管积水
膀胱镜检查	可见黏膜表面有结核结节，或可以发现暗红色的大小不等的溃疡面。取活组织检查可确诊。晚期膀胱结核做膀胱镜检查会有一定困难，原因：①溃疡及炎性黏膜面出血造成视野不清晰。②检查时患者难以耐受而不能获得准确的结果。③膀胱极度敏感经常处于痉挛状态。④膀胱容量减少。因此，膀胱容量过小或有严重膀胱刺激症状者应禁忌做膀胱镜检查
结语	膀胱结核主要通过临床症状、尿液检查、X 线检查、膀胱镜检查进行诊断

133. 前列腺结核如何确诊

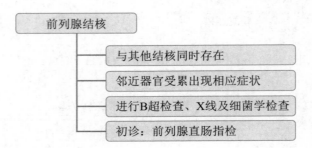

典型案例	患者，男，26 岁。曾患有肾结核，近来尿频、尿急、尿痛，精液减少，并伴有射精疼痛。直肠指检：前列腺精囊硬结。精液细菌学检查发现结核杆菌。尿道镜检查发现前列腺尿道扩张，尿道黏膜充血、增厚，前列腺导管开口扩张，呈高尔夫球洞状。诊断为前列腺结核
传播途径	前列腺结核可以通过血行传播，也可通过逆行传播
症状	多见于 20～40 岁。早期前列腺结核常无症状，有时出现慢性前列腺炎的症状，表现为会阴部不适和下坠感、下腰痛、肛门和睾丸疼痛、大便时痛，疼痛可向髓部放射，症状逐渐加重
	尿液浑浊，尿道内有少量分泌物。膀胱颈受累，出现尿频、尿急和尿痛症状，尿液内有红细胞、脓细胞、蛋白和结核杆菌。附睾常受累，肿大发硬，表面不规则，呈结节状，轻度压痛，偶尔可有输精管串珠状结节
	严重时，可有射精时痛、血精、精液减少和性功能障碍。前列腺及精囊肿大明显时，可压迫后尿道、膀胱以及输尿管末端，引起尿道狭窄、排尿困难或上尿路扩张积水
辅助检查	对于曾患肺结核、肾结核或其他部位结核而同时有慢性前列腺炎症状的患者，应当考虑有前列腺结核的可能，并做进一步的检查。经直肠指检可发现前列腺精囊硬结；严重的前列腺结核在尿道造影时可见空洞状破坏；尿道镜检查可见前列腺尿道黏膜充血、增厚。诊断前列腺结核的关键是要认识到这个病的存在，可疑的患者应进行泌尿系统 B 超、X 线及细菌学检查
结语	前列腺结核常与体内其他脏器的结核、泌尿系统结核以及生殖系统等其他部位的结核同时存在。诊断依靠病史、临床表现和辅助检查

134. 尿道结核如何确诊

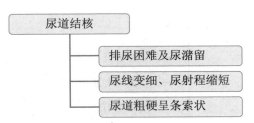

典型案例	患者，男，20 岁。因排尿困难 3 个月，不能排尿 6 小时入院。无低热盗汗，无腰腹痛及肉眼血尿。1 年前因右侧附睾结核行右侧附睾切除术。无肺结核病史。查体：肾区无叩击痛，沿输尿管走行区无压痛，尿道粗硬呈条索状。经尿道活组织检查诊断为尿道结核
概述	尿道对结核杆菌有很强的抵抗力。尽管尿道可以受到生殖系统结核与泌尿系统结核的双重侵犯，但尿道结核仍少见。在泌尿生殖系统结核中，尿道结核的发病率不足 1%
病因	尿道结核可因膀胱结核蔓延而引起，亦可由前列腺精囊结核形成空洞破坏前列腺尿道所致。因膀胱肿瘤而用卡介苗进行膀胱灌注治疗的患者，也会引起尿道结核
症状	尿道结核在未形成尿道狭窄以前一般无特殊症状。尿道狭窄时出现排尿困难，尿线变细、尿射程缩短、排尿无力甚至尿潴留
体格检查	会阴部可扪到粗、硬呈索条状的尿道。有时可触及尿道周围包块。同时可能查到附睾结节、输精管串珠样改变等生殖系统结核的表现。经尿道行活组织检查可确诊
辅助检查	尿道镜检查常因为尿道狭窄受限制
并发症	尿道结核的并发症包括尿道狭窄梗阻，严重时尿道结核可向周围蔓延，导致尿道皮肤瘘或尿道直肠（阴道）瘘
鉴别诊断	尿道结核注意与尿道狭窄、滴虫性尿道炎、淋菌性尿道炎、膀胱结核相鉴别
结语	尿道结核的诊断包括临床症状、体格检查及实验室检查

135. 附睾结核如何确诊

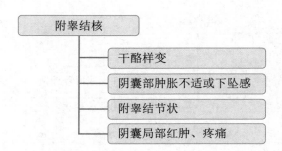

典型案例	患者，男，31 岁。发现阴囊肿物 1 个月余，近 3 个月来有所增大，结婚 5 年未生育。查体：双侧附睾尾均可扪及不规则硬结，与阴囊皮肤粘连。诊断为附睾结核
病理	附睾结核病变常从附睾尾开始，呈干酪样变、脓肿及纤维化，可累及整个附睾。少数血行感染引起的附睾结核，病变多从附睾头部开始。附睾结核常侵及鞘膜和阴囊壁，脓肿破溃后可形成经久不愈的窦道
症状	附睾结核一般发展缓慢，附睾逐渐肿大，无明显疼痛，肿大的附睾可与阴囊粘连形成脓肿。若脓肿继发感染，则可出现局部红肿热痛，脓肿破溃流出黏液及干酪样坏死物后，形成经久不愈的窦道。双侧病变则失去生育能力
	个别患者起病急骤、高烧、疼痛、阴囊迅速增大，类似急性附睾炎，待炎症消退后，留下硬结、皮肤粘连、阴囊窦道。附睾结核的压痛多不明显，严重者附睾、睾丸分界不清，输精管增粗，呈串珠状，偶见少量鞘膜积液。直肠指诊时，前列腺有硬结
鉴别诊断	附睾结核需与非特异性慢性附睾炎鉴别，附睾结核硬块常不规则，病程缓慢，常可触及串珠样、粗硬的输精管，如附睾病变与皮肤粘连或形成阴囊皮肤窦道。非特异性慢性附睾炎很少形成局限性硬结，一般与阴囊皮肤无粘连，常有急性炎症发作史或伴有慢性前列腺炎病史。附睾结核有时需与睾丸肿瘤鉴别，B 超有助于鉴别
结语	附睾结核临床症状较明显，容易被患者和临床医生发现

治 疗 篇

136. 尿路感染如何治疗

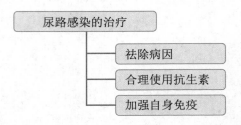

典型案例	患者，女，58 岁。最近尿频、夜尿多，到医院检查后，医生建议平时多饮水，同时行尿培养及药敏试验。根据结果选用相应抗生素	
尿路感染的治疗	消除病因及诱发因素，若存在尿路畸形或功能异常者，应予以矫正或做相应处理	
	合理使用抗生素	首先按照常见病原菌给予敏感抗生素（尿沉渣涂片找细菌，能迅速确定是杆菌感染还是球菌感染，有助于选择抗菌药物。因大部分尿路感染是由大肠埃希菌等革兰阴性菌引起的，在未获得细菌培养结果之前可选用对革兰阴性杆菌有效的抗菌药物）
		治疗前进行尿培养及药敏试验，根据药敏试验结果调整用药（获得尿培养结果后，及时调整抗生素。要辨证地对待药敏试验的结果，一切均应以临床疗效作为判断的依据。即便按照药敏试验的结果选用抗生素，如治疗后疗效不佳，也应及时换药）
		疗程足够（抗菌药物使用到症状消失，尿培养转阴后 2 周才可停用抗生素）
		尽可能选择尿液或者靶器官中浓度高的抗菌药物（上尿路感染多为肾实质深部感染，因此要求抗菌药物在尿和血中均有较高的浓度。对于肾盂肾炎来说，最好能选用杀菌剂，迅速灭菌，从而避免肾实质的永久性损害）

尿路感染的治疗	合理使用抗生素	避免滥用抗生素。慢性肾盂肾炎患者均可有不同程度的肾功能不全，肾毒性药物会进一步加重肾功能的损害。因此，在治疗尿路感染时，应尽可能避免使用肾毒性药物，尤其是对已有肾功能不全的患者，使用时更应考虑到药物的毒性、半衰期、蛋白结合率、在体内的代谢和排泄情况以及目前患者的肾功能状况等。若需应用肾毒性药物，一定要严密观察肾功能的情况，一旦发现肾功能恶化，就必须立即停药
	加强自身免疫功能，多饮水，注意休息	
结语	治疗尿路感染应首先明确病情是急性还是慢性，还要明确是上尿路感染还是下尿路感染，是由何种致病菌引起的以及致病菌对药物的敏感程度如何，对肾功能造成多大的影响，有无泌尿系统梗阻及膀胱输尿管反流等诱因	

137. 无症状细菌尿如何治疗

无症状细菌尿的治疗

- 大部分正常人群：无需治疗
- 学龄前儿童：需治疗
- 孕妇：需治疗
- 老年人：无需治疗

典型案例	患者，女，26 岁，孕 24 周。前几日去做常规产前检查，查尿常规，结果显示，尿白细胞略高，且尿含菌量超过正常，略有尿频，无尿痛、尿急，也无腰痛等其他不适症状。医生建议复查，但结果仍异常	
无症状细菌尿的治疗	大部分正常人群	无需抗生素治疗，多饮水，注意休息
	肾移植、尿路梗阻、尿路畸形、糖尿病患者，或尿路有其他复杂情况者	必须给予口服抗菌药物 7 天。若治疗失败，应停止治疗，继续尿培养。若有必要，继续治疗 4 周
	学龄前儿童	根据尿培养和药敏试验选择抗生素治疗
	孕妇	必须治疗，给予无致畸作用、低毒抗生素口服 7 天，以后每个月进行尿培养，至分娩
	复发无症状细菌尿患者	选用呋喃妥因长程低剂量抑菌疗法
	老年人，神经源性膀胱患者	无需治疗，定期随访
结语	大部分无症状细菌尿患者并未出现严重后果，故一般不需要应用抗菌药物治疗。但对孕妇、学龄前儿童以及有尿路畸形、尿路器械操作前后、糖尿病患者或免疫缺陷及肾移植者，则应根据尿培养和药敏试验的结果选用抗菌药物	

138. 尿路感染患者应如何合理使用抗生素

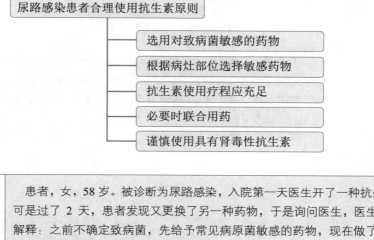

典型案例	患者，女，58 岁。被诊断为尿路感染，入院第一天医生开了一种抗生素，可是过了 2 天，患者发现又更换了另一种药物，于是询问医生，医生向她解释：之前不确定致病菌，先给予常见病原菌敏感的药物，现在做了尿培养及药敏试验后，针对结果更改了药物.	
尿路感染患者合理使用抗生素原则	选用对致病菌敏感的药物	为了查明致病菌，必须在应用抗生素前先做细菌培养和药敏试验，尿沉渣涂片找细菌，能迅速确定是杆菌感染还是球菌感染，有助于选择抗菌药物。因大部分尿路感染是由大肠埃希菌等革兰阴性菌引起的，在未获得细菌培养结果之前可选用对革兰阴性杆菌有效的抗生素。获得尿培养结果后，及时调整抗生素
	根据病灶部位选择敏感药物	下尿路感染为尿路的浅层黏膜病变，要求在尿中有高浓度的抗菌药物，如喹诺酮类药物等。上尿路感染多为肾实质深部感染，因此要求在尿和血中均有较高的浓度
	抗生素使用疗程应充足	抗生素的使用要持续到症状消失、尿培养转阴后 2 周
	必要时联合用药	联合使用 2 种或 2 种以上的抗菌药物，以产生协同作用从而达到提高疗效及降低药物副作用的目的。联合用药的指征：①单一药物治疗失败。②严重感染。③混合感染。④耐药菌株出现

尿路感染患者合理使用抗生素原则	谨慎使用具有肾毒性抗生素	慢性肾盂肾炎患者均可有不同程度的肾功能不全，肾毒性药物会进一步加重肾功能的损害。因此，在治疗尿路感染时，应尽可能避免使用肾毒性药物，如需应用肾毒性药物，一定要严密观察肾功能的情况，一旦发现肾功能恶化，就必须立即停药
结语		抗生素既不可滥用，也不可不用，致病菌不确定之前，可先使用常见致病菌敏感的抗生素，待结果回来后可调整用药。根据感染病灶不同选用针对性的抗生素，对于严重感染，必要时联合用药，使用具有肾毒性药物时，注意肾功能变化

139. 尿路感染常用的抗生素有哪些

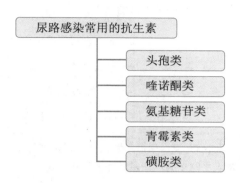

典型案例		患者，女，58 岁。被诊断为尿路感染，入院第一天医生开了一种抗生素，可是过了 2 天，患者发现又更换了另一种药物，于是询问医生，医生向她解释：之前不确定致病菌，先给予常见病原菌敏感的药物，现在做了尿培养及药敏试验后，针对结果更改了药物
尿路感染常用的抗生素	头孢类	头孢拉定、头孢替安、头孢呋辛、头孢他啶、头孢哌酮等，其中多数是广谱抗生素，抗菌作用强。其副作用有胃肠道反应、过敏反应等
	喹诺酮类	氧氟沙星、诺氟沙星等，对革兰阴性杆菌、淋球菌有效。近年来研制的新品种如左氧氟沙星、加替沙星等对革兰阳性球菌、衣原体、支原体等作用亦有增强。其副作用有胃肠道反应、影响小儿骨骼发育等
	氨基糖苷类	如庆大霉素、卡那霉素、阿米卡星等，对革兰阴性杆菌有杀菌作用，对革兰阳性菌也有作用。其副作用是有不同程度的耳毒性和肾毒性等
	青霉素类	如青霉素 G、氨苄西林等。青霉素 G 主要针对革兰阳性菌，有较强的抗菌作用；氨苄西林则对大肠埃希菌、变形杆菌和肠球菌作用较强。主要副作用是过敏反应
	磺胺类	复方磺胺甲噁唑片等，主要针对革兰阴性菌、葡萄球菌和链球菌，服用时要注意碱化尿液。其副作用有结晶尿、过敏反应和胃肠道反应等
结语		尿路感染常用的抗生素主要有头孢类、喹诺酮类、氨基糖苷类、青霉素类、磺胺类，无论用哪一种，都要注意针对致病菌选择用药和注意药物副作用

140. 更年期、绝经期女性的膀胱炎如何治疗

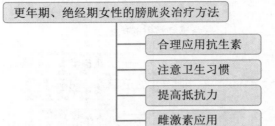

典型案例	患者，女，57岁。最近尿频，被诊断为膀胱炎，医生给予抗生素治疗，出院时建议平时多喝水，多锻炼，勤洗外阴部，保持清洁	
更年期、绝经期女性膀胱炎的治疗方法	合理使用抗生素	按照常见病原菌给予敏感抗生素，为了查明致病菌，必须在应用抗生素前先做细菌培养和药敏试验。然而，上述检查至少需要48小时才能获得结果。尿沉渣涂片找细菌，能迅速确定是杆菌感染还是球菌感染，有助于选择抗菌药物。因大部分尿路感染是由大肠埃希菌等革兰阴性菌引起的，在未获得细菌培养结果之前可选用对革兰阴性杆菌有效的抗生素。治疗前进行尿培养及药敏试验，根据药敏试验结果调整用药。获得尿培养结果后，及时调整抗生素。要辨证地对待药敏试验结果，以临床疗效作为判断依据。即便按照药敏试验结果选用抗生素，如治疗疗效不佳，也应及时更换抗生素。同时抗生素应用时间较长，一般建议使用4～6周
	注意卫生习惯	保持外阴清洁，清洗外阴。清洗内衣裤，在阳光下经紫外线消毒晾晒，禁忌晾晒于卫生间。大便后用手纸不宜由后向前擦
	提高免疫力	每天适当运动，增强体质，提高全身抵抗力及免疫力；多饮水，尿量每日维持在2000ml以上，练习缩肛运动，加强盆底肌肉的肌力
	必要时使用雌激素局部涂抹	更年期、绝经期女性缺乏雌激素，对细菌的抵抗力低，使用雌激素局部涂抹可使60%老年妇女的症状得到好转
结语	更年期、绝经期女性雌激素水平降低使得患膀胱炎概率增加，应合理使用抗生素，消除诱因，增强抵抗力	

141. 妊娠期尿路感染应如何治疗

```
┌─────────────────────────┐
│ 妊娠期尿路感染的治疗 │
└─────────────────────────┘
        │
        ├──┌──────────────────────┐
        │  │ 提高免疫力 │
        │  └──────────────────────┘
        │
        └──┌──────────────────────────────┐
           │ 慎重选用抗生素（注意副作用） │
           └──────────────────────────────┘
```

典型案例		患者，女，26 岁，孕 24 周。前几日去做常规产前检查，查尿常规，结果显示，尿白细胞略高，且尿含菌量超过正常，略有尿频，无尿痛、尿急，也无腰痛等其他不适症状。医生建议复查，但结果仍异常
妊娠期尿路感染的治疗	提高免疫力	多饮水，尿量每日维持在 2000ml 以上，还应注意卧床，并卧向健侧以减轻子宫对患侧输尿管的压迫，以保持输尿管的引流通畅。如为双侧肾盂肾炎，则交替左右侧卧。练习缩肛运动，锻炼盆底肌肉，加强自身免疫力
	慎重选用抗生素	治疗前进行尿培养及药敏试验，根据药敏试验结果调整用药。获得尿培养结果后，及时调整抗生素。既要杀灭细菌，又要保证孕妇及胎儿的安全。因此，与常规用药有所不同，尤其妊娠的最后 3 个月，抗菌药物的使用应特别慎重。由于青霉素类、头孢菌素类等 β−内酰胺类抗生素的药物毒性低，对母体及胎儿均无明显影响，也无致畸作用，妊娠期感染时一般选用此类药物。而其他药物由于不同程度的毒副作用，一般不宜用于治疗妊娠期尿路感染。磺胺类可致核黄疸，故大量或长期应用红霉素，易引起胎儿肝功能障碍；氨基糖苷类可致母体及胎儿肾及听力障碍；氯霉素可引起灰婴综合征
	无症状细菌尿孕妇的治疗	10 日口服抗菌疗法，常用药物有氨苄西林、头孢羟氨苄等，以后每个月进行尿培养，复查尿路感染情况，直至分娩
	症状性细菌尿孕妇的治疗	先静脉应用抗生素，待症状好转或体温正常后改口服，以 20 天为 1 个疗程。感染频发者，可用维持量直到分娩
结语		妊娠期尿路感染的抗菌治疗最主要的是抗菌药物的选择。既要杀灭细菌，又要保证孕妇及胎儿的安全。尤其妊娠的最后 3 个月，抗菌药物的使用需特别慎重

142. 尿路感染的治愈标准是什么

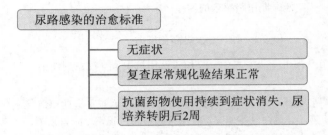

尿路感染的治愈标准
- 无症状
- 复查尿常规化验结果正常
- 抗菌药物使用持续到症状消失，尿培养转阴后2周

典型案例	患者，女，57 岁。被诊断为膀胱炎，用药 1 周后，复查尿常规，结果正常，无尿频等症状，自行停药。2 周后，膀胱炎再次复发，不得不重新治疗
尿路感染的治愈标准	症状消失、尿培养转阴，抗菌药物的使用一般持续到症状消失或尿培养转阴后 2 周。急性单纯性下尿路感染初发患者，宜选用毒性小、口服方便、价格较低的抗菌药物，疗程通常为 3～5 天。急性肾盂肾炎伴发热等全身症状明显的患者宜注射给药，疗程至少 14 天，一般为 2～4 周，体温恢复正常后可改为口服给药。反复发作性肾盂肾炎患者疗程需更长，常需 4～6 周
错误观念	经过抗感染治疗后，尿常规可转为正常，但此时细菌未必全部被杀灭，可能仍然存在于泌尿系统中，成为尿路感染复发的根源，所以尿常规正常并不等于治愈。此时若停止治疗，尿路感染往往会复发，又需要重新开始治疗，且反复的尿路感染易造成尿路器质性损害，带来不必要的后果
结语	复查尿常规的正常并不意味着尿路感染的治愈，疾病的完全治愈需要持续尿培养转阴后 2 周

143. 尿路感染的治疗时间如何

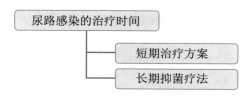

典型案例	患者，女，58 岁。被诊断为膀胱炎，用药后，复查尿常规，结果正常，无尿频等症状，自行停药。2 周后，膀胱炎再次复发，不得不重新治疗
短期治疗方案	适用于单纯尿路感染、无组织浸润、能有效排空膀胱的患者，可选用 5 日疗程或更短（如 3 日疗程），治愈率可达 83%。①目前常用抗菌药物所规定的剂量均远远超过致病菌的致死量，短期治疗即可达到治疗目的。②增加治疗时间会增加副作用。③增加治疗时间会增加肠道菌群出现耐药菌株。④长时间用抗菌药物会增加二重感染
长期抑菌疗法	适用于较复杂有合并症的尿路感染。目的是消灭尿液内细菌，预防再感染。具体方案：嘱多饮水，保持尿量较大。每隔 2 小时排空膀胱 1 次，性交后即刻排尿 1 次。用合适敏感的抗生素，5 日疗程使尿液内细菌消失。每晚临睡前给予 1/4 量的抗生素。重复中段尿培养，每 3 个月 1 次。上述治疗持续 1 年
结语	治疗尿路感染，用药前必须肯定患者有尿路感染，并确定是上尿路感染还是下尿路感染，是哪种致病菌的感染，对哪种抗菌药物敏感；同时了解患者的肾功能，避免发生不可逆的肾损害

144. 中成药在尿路感染中的作用如何

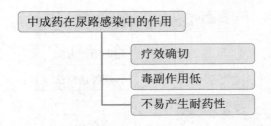

典型案例	患者，女，58 岁。被诊断为膀胱炎，想要中药治疗，但是女儿觉得西药见效快，劝诫母亲用西药。咨询医生后知道，中成药对尿路感染还是有作用的
中成药优点	疗效确切、毒副作用低、不易产生耐药性。无论是急性发作期还是非急性发作期，在辨证的基础上，选用清热解毒类的中成药，对尿路感染均有较好的疗效。中成药治疗急性尿路感染的总有效率达 88.6%，治疗慢性期尿路感染的总有效率达 93.4%
中成药治疗尿路感染的使用原则	中成药改善症状的疗效不亚于西药，但尿培养转阴需要足够的疗程。中成药起效慢，疗程较长。尿路感染急性期多属邪实，除邪务尽，应选用有效药尽快控制病情；非急性期多属虚实夹杂，本着扶正不留邪、祛邪不伤正的原则，应扶正祛邪并用
结语	无论是急性发作期还是非急性发作期，在辨证的基础上选用清热解毒类的中成药，对尿路感染均有较好的疗效。合理使用中成药可帮助治愈尿路感染

145. 急性肾盂肾炎如何治疗

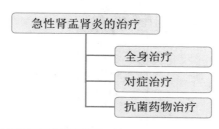

典型案例		患者,女,58 岁。最近总是体温偏高,发热不适,腰痛,到医院被诊断为急性肾盂肾炎。医生嘱咐其多饮水,并给予抗生素静脉应用
急性肾盂肾炎的治疗	全身治疗	卧床休息,输液,多饮水。保持 24 小时尿量达到 2000ml 以上,有利于炎性产物的排出。进食易消化、富含热量和维生素的食物。保持清洁卫生,注意生活习惯
	对症治疗	应用碱性药物如碳酸氢钠、枸橼酸钾等可降低酸性尿液对膀胱的刺激,以缓解膀胱刺激症状。钙离子通道拮抗剂如维拉帕米、硝苯地平等亦可缓解膀胱刺激症状
	抗菌药物治疗	先按常见病原菌静脉给药,热退后改为口服给药;根据尿培养结果调整药物;抗生素使用至体温正常、全身症状消失、尿培养阴性后 2 周方可停药;对伴有肾功能不全者,应使用对肾毒性低的抗菌药物。①磺胺类:如复方磺胺甲噁唑片,对革兰阴性杆菌、葡萄球菌和链球菌有效。②喹诺酮类药物:如左氧氟沙星,对革兰阴性杆菌、革兰阳性球菌、淋球菌、衣原体、支原体等有效。③青霉素类药物:如氨苄西林,对大肠埃希菌、变形杆菌和肠球菌作用较强。④头孢菌素类:如头孢他啶、头孢哌酮、头孢替安,对肠杆菌等革兰阴性杆菌具有强大抗菌作用,对铜绿假单胞菌引起的严重感染有效。⑤其他:去甲万古霉素适用于耐甲氧西林的葡萄球菌等革兰阳性球菌感染;注射用亚胺培南西司他丁钠抗菌谱广,对超广谱 β-内酰胺酶(ESBL)阳性的革兰阴性杆菌杀菌活性好
结语		对急性肾盂肾炎应该及时治疗,否则转为慢性肾盂肾炎会给治疗带来很大的困难

146. 慢性肾盂肾炎如何治疗

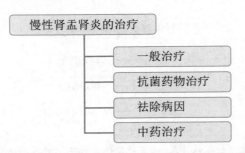

典型案例	患者，男，65 岁。于体检时被检查出为慢性肾盂肾炎，住院后医生嘱咐其多饮水，并给予抗生素静脉应用和中成药治疗
慢性肾盂肾炎的治疗	**一般治疗** 卧床休息，注意营养，多饮水，保持 24 小时尿量在 2000ml 以上。勤排尿，可服碳酸氢钠以缓解尿频、尿急、尿痛症状。控制高血压，纠正贫血及水电解质、酸碱紊乱。扶正支持治疗，适当注意加强营养和卧床休息。细胞免疫功能低下者可酌情应用左旋咪唑、转移因子等
	抗菌药物治疗 发病时可选用 1～2 种药物治疗 2 周，停 5～7 天后，改用另一组抗菌药物，如此循序轮换，总疗程为 2～4 个月，停药后 6 个月内，定期复查尿常规及细菌培养。常用于维持治疗的药物有：复方磺胺甲噁唑片 0.96g，2 次/日；氧氟沙星 0.2g，3 次/日；左氧氟沙星 0.2g，2 次/日；环丙沙星 0.5g，2 次/日；头孢克洛 0.25g，3 次/日。口服治疗无效或重症患者应静脉输液治疗，可选用静脉滴注磷霉素钠 6～8g，2 次/日；头孢曲松钠 2g/日，静脉滴注或推注。应根据尿培养结果调整药物。对伴有肾功能不全者，应使用肾毒性低的抗菌药物
	祛除病因 及时纠正引起感染的原发病变，如尿路结石、尿路畸形如膀胱输尿管反流等
	中药治疗 慢性肾盂肾炎多见肝肾阴虚、脾肾气虚、气阴两虚，可酌情应用滋阴、健脾、补肾益气等中药，并可佐以祛邪中药如清热、利湿、活血化瘀药物。常用药如夏枯草、蒲公英、忍冬藤、黄连、黄柏、黄芩、海金沙、金钱草、半枝莲、柴胡等对尿路感染有效，可酌情辨病应用。可用于治疗尿路感染的中成药有宁泌泰胶囊、热淋清胶囊等。这些药对于慢性肾盂肾炎的维持治疗有一定的优势
结语	对慢性肾盂肾炎的治疗应采用综合措施，并掌握 3 个重要环节，即控制感染、去除病因、提高机体抵抗力

147. 黄色肉芽肿性肾盂肾炎如何治疗

```
黄色肉芽肿性肾盂肾炎的治疗
    ├── 手术治疗为主
    ├── 部分切除术或病灶切除术+抗生素治疗
    └── 抗生素治疗
```

典型案例	患者，女，57 岁。被检查出为黄色肉芽肿性肾盂肾炎，住院后医生嘱咐其多饮水，但没有给抗生素应用，建议手术。患者觉得年龄大，不想手术，想消炎抗菌即可
黄色肉芽肿性肾盂肾炎的治疗	对于肾功能严重破坏的弥漫型黄色肉芽肿性肾盂肾炎患者，若对侧肾功能正常，应行肾切除术。因为肾功能破坏严重，难与肾癌、肾积水、肾结核或肾脓肿相互鉴别。因此首选手术
	对于局灶型黄色肉芽肿性肾盂肾炎患者，可选择施行肾部分切除术或病灶切除术，术后选择高效抗生素抗感染。进行尿培养及药敏试验，根据药敏试验结果调整用药。获得尿培养结果后，及时调整抗生素
	对于儿童或双侧黄色肉芽肿性肾盂肾炎患者，可使用抗生素治疗
结语	黄色肉芽肿性肾盂肾炎是一种罕见的疾病，虽然在病变组织中可找到细菌感染，但抗菌药物治疗几乎无效果。由于病变为单侧性，且与肾癌、肾积水、肾脓肿或肾结核等不易鉴别，故目前多以手术治疗为主。一旦确诊或高度怀疑为黄色肉芽肿性肾盂肾炎，应及时施行手术。如术中仍不能与肾癌相鉴别，可做冷冻切片病理检查，以决定手术切除范围

148. 肾皮质化脓性感染如何治疗

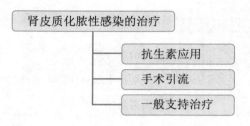

典型案例		患者，男，65 岁。被检查出为肾皮质脓肿，住院后医生嘱咐其多饮水，并给予抗生素静脉应用，建议手术引流
肾皮质化脓性感染的治疗	合理使用抗菌药物抗感染	抗生素的应用最好根据细菌培养及药敏试验的结果选择敏感的抗生素。应选用针对金黄色葡萄球菌的耐酶青霉素和头孢菌素类抗生素行抗感染治疗，即行脓液培养并根据药敏试验结果调整药物。在非脓肿期给予单纯抗生素治疗，多数可治愈
	手术引流	在脓肿期建议早期引流，能使全身症状减轻，减少患者消耗。抗生素配合 B 超定位下的经皮肾穿刺引流治疗是最佳方法。在 B 超监视下，经 12 肋尖下腋后线处穿刺是很安全的。脓肿＜5cm 时，仅做穿刺抽脓，冲洗后注入抗生素；脓肿＞5cm 时，穿刺后置管引流可使患者的症状、体征迅速好转。若是引流不畅，可致肾皮质严重破坏，必要时需行肾切除术。并发肾周围脓肿，应行肾周围切开引流
	一般支持治疗	多饮水，保证每日 24 小时尿量维持在 2000ml 以上，注意卧床休息，加强营养。适当运动，增强体质，提高全身抵抗力；练习缩肛运动，加强盆底肌肉的肌力
结语		肾皮质脓肿是肾实质的一种严重的感染，它的治疗主要是应用足量的抗生素和手术引流。抗生素的应用最好根据细菌培养及药敏试验的结果选择敏感的抗生素。另外还要加强营养，注意全身支持治疗

149. 急性细菌性膀胱炎如何治疗

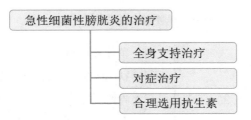

典型案例	患者，女，45 岁，近 2 日突发尿频、尿急，在医院门诊被诊断为急性细菌性膀胱炎，住院后医生嘱咐其多饮水，给予抗生素应用	
急性细菌性膀胱炎的治疗	全身支持治疗	卧床休息，多饮水，保持体内水分平衡，保持每日尿量维持在 2000ml 以上，加强自身免疫力，平时注意锻炼，避免食用刺激性食物
	对症治疗	热水坐浴，促进血液循环，改善局部症状，碱化尿液以缓和膀胱痉挛，常用的药物有碳酸氢钠、枸橼酸钾
	合理选用抗生素	单纯的膀胱炎,提倡采用短期抗生素疗法(3～5 天),可以避免产生耐药菌株和增加副作用。3 日疗法可选用复方磺胺甲噁唑片、阿莫西林、阿莫西林克拉维酸钾。第一天和第二天可口服头孢菌素、氟喹诺酮类、多西环素等。如症状持续时间>7 日，或近期有尿路感染史、应用阴道隔膜或杀精剂、年龄>65 岁者及孕妇，选用 7 日疗法。可应用呋喃妥因、单剂疗法（磷霉素氨丁三醇 3g）。有性传播疾病危险因素者，病原体常为沙眼衣原体，多选用多西环素 100mg，每日 2 次，共 7 日或阿奇霉素 10g 单剂口服。当疗效不满意时，须进行泌尿系统的全面检查，症状得到控制后还需复查尿常规，看尿中是否还有白细胞
结语	急性细菌性膀胱炎的病原菌绝大多数为大肠埃希菌，治疗必须尽快控制感染。否则会使病程迁延为慢性，给以后的治疗造成困难。当疗效不满意时，须进行泌尿系统的全面检查，症状得到控制后还需复查尿常规，看尿中是否还有白细胞	

150. 慢性细菌性膀胱炎如何治疗

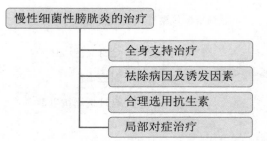

典型案例		患者，女，45 岁。近 1 个月尿频、尿急，在医院门诊被诊断为慢性细菌性膀胱炎，住院后医生嘱咐其多饮水，给予抗生素应用
慢性细菌性膀胱炎的治疗	全身支持治疗	注意休息，多饮水，保持体内水分平衡，并保证每天有足够的尿量排出。提高自身免疫力，加强锻炼，保证营养，避免食用刺激性食物，清淡饮食为主
	祛除病因及诱发因素	控制原发病灶，保持排尿通畅，提高免疫力
	合理选用抗生素	选择对致病菌敏感的抗生素，引起慢性膀胱炎的细菌多为革兰阴性杆菌，大肠埃希菌占多数。因此磺胺药、氧氟沙星、左氧氟沙星，头孢菌素类等均有一定疗效。当治愈后，慢性膀胱炎反复发作时，可采用联合用药，交替用药。疗程需要相对延长，一般疗程 4～6 周，有时可维持 3～6 个月。对于反复感染的女性患者，小剂量持续性预防用药是首选疗法。连续用药 6 个月，用多次尿培养判定其疗效
	局部对症治疗	可用 50ml 透明质酸钠溶液在膀胱内保留 30 分钟
结语		慢性细菌性膀胱炎的治疗主要是祛除病因，控制感染。无论是急性细菌性膀胱炎还是慢性细菌性膀胱炎，合理应用抗生素是关键

151. 间质性膀胱炎如何治疗

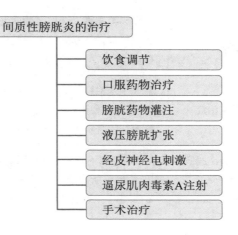

间质性膀胱炎的治疗

- 饮食调节
- 口服药物治疗
- 膀胱药物灌注
- 液压膀胱扩张
- 经皮神经电刺激
- 逼尿肌肉毒素A注射
- 手术治疗

典型案例		患者，男，72 岁。被诊断为间质性膀胱炎，住院后医生嘱咐其多饮水，开了多种药物，并用了多种治疗方法，疗效均不佳，最后建议手术
间质性膀胱炎的治疗	饮食调节	以清淡饮食为主，避免食用刺激性食物和饮料，注意休息，加强营养。对食物过敏者尤其重要
	口服药物治疗	硫酸戊聚糖钠(是唯一被美国 FDA 批准治疗间质性膀胱炎的药物)、阿米替林、羟嗪、糖皮质激素类药物、抗癫痫药物、抗胆碱药物、麻醉药、解痉镇静药等。一般联合使用，以增加疗效
	膀胱药物灌注	药物：二甲基亚砜（DMSO）具有抗炎、止痛、抑菌作用，可迅速穿透细胞膜。肝素可增强氨基葡萄糖保护层的保护作用，同时有抑制细胞增殖、抗炎、抗黏附作用。其他灌注药物：如硝酸银、卡介苗、透明质酸钠、局麻药等
	液压膀胱扩张	指在麻醉下先行膀胱镜检查，然后向膀胱内以一定压力注入盐水逐步扩张膀胱，通过损伤膀胱的传入神经或牵张感受器以减轻疼痛、增加膀胱容量，既有助于诊断又可用于治疗，可缓解患者症状。对膀胱容量小的患者效果更好，但多次扩张并不能进一步改善症状

间质性膀胱炎的治疗	经皮神经电刺激	用于口服药物和膀胱灌注药物失败者，Hunner's 溃疡的患者有效率达 54%，无溃疡者为 26%
	逼尿肌肉毒素 A 注射	将肉毒毒素 A 注射至膀胱黏膜固有层，通过阻断乙酰胆碱释放，使膀胱肌肉松弛麻痹，缓解疼痛，增大膀胱容量
	手术治疗	非手术治疗失败患者，经尿道局部病灶电灼、电切，可暂时减轻症状。开放手术有膀胱松解术、膀胱部分切除术加膀胱扩大术、全膀胱切除术加尿流改道术等
结语		间质性膀胱炎难以治愈，其治疗的目的只是缓解症状、改善生活质量，每一种治疗方法并非适用于所有患者，几种方法联合应用可取得较好的效果

152. 治疗间质性膀胱炎的口服药物有哪些

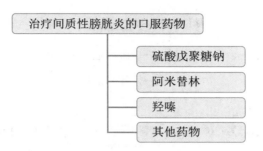

典型案例	患者，男，72 岁。被诊断为间质性膀胱炎，住院后医生嘱咐其多饮水，开了多种药物，并用了多种治疗方法，疗效均不佳，最后建议手术	
治疗间质性膀胱炎的口服药物	硫酸戊聚糖钠	是一种结构类似于葡萄糖胺聚糖的药物，口服以后部分经尿中排出，有助于膀胱上皮结构与功能的恢复。是唯一被美国 FDA 批准治疗间质性膀胱炎的药物。推荐剂量 100mg，3 次/日，有效率为 28%～32%
	阿米替林	是一种三环类抗抑郁药，能减少中枢神经系统对 5-羟色胺和去甲肾上腺素的重吸收，稳定肥大细胞的细胞膜，并有抗胆碱的作用。症状缓解率达 64%～90%，对痛觉症状明显，麻醉下膀胱容量＞600ml 者疗效更佳
	羟嗪	是一种组胺 H_1 受体拮抗剂，有抑制肥大细胞脱颗粒、催眠、松弛骨骼肌等作用，可使 40%的患者症状改善。推荐剂量为 10～75mg，每晚 1 次，治疗 3 个月
	其他药物	如糖皮质激素类药物、抗癫痫药物、抗胆碱药物、麻醉药、解痉镇静药等。一般联合使用，以增加疗效
结语	间质性膀胱炎难以治愈，其治疗的目的只是缓解症状、改善生活质量，每一种治疗方法并非适用于所有患者，几种方法联合应用可取得较好的效果	

153. 肾积脓如何治疗

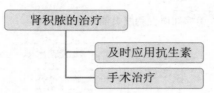

典型案例		患者，男，65岁。被检查出肾积脓，住院后医生建议手术切除患侧肾脏
肾积脓的治疗	及时应用抗生素	为了查明致病菌，必须在应用抗生素前先做细菌培养和药敏试验，在用过抗生素后，因尿液中也有一定量的抗生素，不易获得阳性结果。然而，上述检查至少需要48小时才能获得结果。尿沉渣涂片找细菌，能迅速确定是杆菌感染还是球菌感染，有助于选择抗菌药物。因大部分尿路感染是由大肠埃希菌等革兰阴性菌引起的，在未获得细菌培养结果之前可选用对革兰阴性杆菌有效的抗生素。获得尿培养结果后，及时调整抗生素。根据尿培养结果选用对致病菌敏感的抗生素
	手术治疗	对侧肾功能良好者，应行患侧肾切除术。若急性期肾积脓与肾周围粘连较紧，患者全身基本情况很差，切除患肾有困难时，可先行肾造瘘引流脓液，待感染控制、患者全身情况好转后，择期行肾切除术。由于急性期肾积脓与周围重要脏器、大血管之间粘连非常严重，强行剥离会引起严重的出血，故手术的选择应十分谨慎。一旦决定行肾切除手术，应仔细分离，以免损伤重要器官，必要时可行包膜下肾切除术
结语		肾积脓患者由于患肾已经破坏，实际上已难以保留，可以考虑切除。因为勉强保留患肾，日后终因病情反复而不得不切除患肾，到那时患者的全身情况恶化、切除患肾的手术难度更大

154. 坏死性肾乳头炎如何治疗

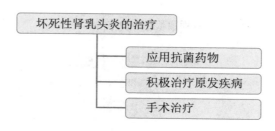

典型案例	患者，女，57 岁。被诊断为坏死性肾乳头炎，既往有糖尿病史 10 年余，住院后医生嘱咐其多饮水，应用抗生素，建议手术
坏死性肾乳头炎的治疗	**应用抗菌药物**　为了查明致病菌，必须在应用抗生素前先做细菌培养和药敏试验，在用过抗生素后，因尿液中也有一定量的抗生素，故不易获得阳性结果。然而，上述检查至少需要 48 小时才能获得结果。尿沉渣涂片找细菌，能迅速确定是杆菌感染还是球菌感染，有助于选择抗菌药物。因大部分尿路感染是由大肠埃希菌等革兰阴性菌引起的，在未获得细菌培养结果之前可选用对革兰阴性杆菌有效的抗生素。获得尿培养结果后，及时调整抗生素。根据尿培养结果选用对致病菌敏感的抗生素
	积极治疗原发疾病　找出原发疾病，尤其是糖尿病等原发疾病，严格合理控制血糖，配合内分泌科医生调节控制血糖，同时立即停止使用镇痛药物
	手术治疗　对病变局限于一侧的暴发型肾乳头坏死，如病情不能控制，而对侧肾功能正常，可考虑切除患肾。因为只要引起肾乳头坏死的原发病得不到治愈，对侧肾脏发生肾乳头坏死的可能性依然存在，故患侧肾的切除应十分慎重。大量出血给予输血，若出血不止，可紧急行膀胱镜检查，单侧病变可考虑手术治疗。坏死性肾乳头脱落引起急性尿路梗阻时，可先给予解痉镇痛治疗，无效时可逆行插管引流或放置双 J 管，也可通过输尿管镜取出脱落的组织
结语	治疗坏死性肾乳头炎首先应积极抗感染，治疗原发疾病，并手术切除患肾

155. 肾周围炎和肾周围脓肿如何治疗

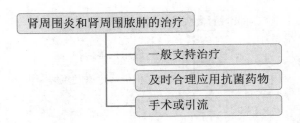

典型案例		患者，女，57岁。被诊断为肾周围炎，住院后医生嘱咐其多饮水，并给予抗生素应用，因B超探及肾周围有液性暗区，所以建议立即行经皮穿刺引流
肾周围炎和肾周围脓肿的治疗	一般支持治疗	卧床休息，输液，多饮水。保持24小时尿量达到2000ml以上，有利于炎性产物的排出。进食易消化、富含热量和维生素的食物。以清淡饮食为主，避免食用刺激性食物和饮料，加强营养。保持清洁卫生，注意生活习惯
	及时合理应用抗菌药物	在早期肾周围炎没有形成脓肿时，根据血培养及尿培养结果，及时选用有效的抗生素，炎症可以吸收。即使肾周围炎已经形成脓肿，这时也需要积极进行尿培养或血培养，同时根据结果积极调整，选用针对致病菌敏感的抗生素
	手术或引流	如B超探及肾周围有液性暗区时，应立即行经皮穿刺引流。如为多房性肾周围脓肿，有时需在经皮穿刺引流后再做手术引流。同时处理引起肾周围脓肿的原因。如果患侧肾脏的功能已丧失，并伴有肾脏多处脓肿时，应考虑做患肾切除，彻底清创及术后引流
结语		肾周围炎和肾周围脓肿根据病情的严重程度，可选择保守治疗和穿刺引流或者手术治疗

156. 输尿管炎如何治疗

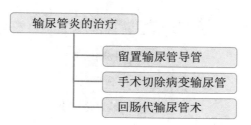

典型案例	患者，女，45 岁。被诊断为输尿管炎，因病变＜3cm，建议手术切除病变输尿管段，然后行输尿管端端吻合术	
输尿管炎的治疗	留置输尿管导管	输尿管炎病变轻者，可留置输尿管导管，并通过导管注入抗生素和糜蛋白酶。同时一般治疗，卧床休息，输液，多饮水。保持 24 小时尿量达到 2000ml 以上，有利于炎性产物的排出。进食易消化、富含热量和维生素的食物。以清淡饮食为主，避免食用刺激性食物和饮料，加强营养。保持清洁卫生，注意生活习惯
	手术切除病变段输尿管	适用于输尿管炎病变严重且长度在 3cm 以内患者，然后进行输尿管端端吻合术；也可通过输尿管镜行扩张或电灼术、双 J 管置入术、冷刀内切开或激光手术等
	回肠代输尿管术	适用于输尿管炎的病变严重且长度超过 5cm 患者，手术切除病变输尿管后，若吻合张力过大时，需用回肠段替代输尿管病变段
结语	输尿管炎的治疗，根据病情严重程度，可选择留置输尿管导管、手术。所以应早发现，早预防，早治疗	

157. 腺性膀胱炎如何治疗

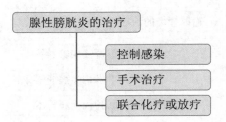

| 腺性膀胱炎的治疗 |
| 控制感染 |
| 手术治疗 |
| 联合化疗或放疗 |

典型案例	患者，男，68 岁。被诊断为腺性膀胱炎，因其有肾结石病史 5 年，致使膀胱炎，建议治疗结石，同时手术治疗
腺性膀胱炎的治疗	**控制感染**　　对于局部黏膜粗糙或仅见数个散在的滤泡样或囊泡样病变，以尿频、尿急、镜下血尿和下腹胀痛为主的轻症患者应采取非手术治疗，其疗效与手术疗效无明显差异。多用氧氟沙星口服，2g，2 次/日，2～3 周控制感染，而对膀胱内的病灶未做特殊处理。非手术治疗后，膀胱内病变甚至可发生滤泡样结构消失，向好的方向发展。慢性感染、下尿路梗阻和结石等可能诱发腺性膀胱炎，并促进其发展。因此在非手术治疗的过程中，对可能诱发腺性膀胱炎或使腺性膀胱炎持续存在病变的治疗应放在首位
	手术治疗　　症状重、有明显肉眼血尿，病变位于输尿管口周围者。手术分为腔内手术和开放手术两种，大多数医生选用腔内手术，即电切、电灼、气化、激光等方法。对于乳头状瘤样型、滤泡型、绒毛样水肿型均可采用腔内手术。其疗效关键是必须完全切除全部病变黏膜，并有足够的深度和广度。电切深度控制在黏膜或黏膜下层，严重者深至浅肌层，范围超过病变外缘 2cm。如发现病变界限不清，可适当扩大切除范围。对于片状增生型、乳头状增生型，且范围大于 2 cm 者，也可采取膀胱部分切除或病灶切除

腺性膀胱炎的治疗	联合化疗或放疗	术后向膀胱内灌注化疗及生物制剂药物，药物主要有①增加机体免疫力的药物，如卡介苗、白细胞介素–2、干扰素等。②抗肿瘤类药物，如丝裂霉素、羟喜树碱、5–氟尿嘧啶等。③其他，如采用膀胱内灌注 0.5%硝酸银、类固醇等。对于经 2 次以上电切、气化和术后灌注卡介苗且短期内复发的腺性膀胱炎采用放射治疗。一般治疗后 3～6 个月症状开始出现明显缓解
结语	腺性膀胱炎的治疗首先应消除感染、梗阻及结石等慢性刺激因素，然后根据病变类型、部位及范围等采取相应的治疗。病变较轻者可选用抗菌药物抗感染，病变严重者选取手术治疗	

158. 出血性膀胱炎如何治疗

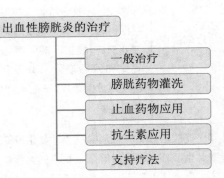

典型案例		患者，男，68 岁。被诊断为出血性膀胱炎，有心脏病史 5 年余，长期服用阿司匹林，医生嘱立即停止服用阿司匹林抗凝药物
出血性膀胱炎的治疗	一般治疗	多饮水，勤排尿，降低代谢产物的浓度及减少其与膀胱接触的时间，保持 24 小时尿量达到 2000ml 以上，有利于炎性产物的排出。进食易消化、富含热量和维生素的食物。以清淡饮食为主，避免食用刺激性食物和饮料，加强营养。保持清洁卫生，注意生活习惯。卧床休息。同时停止使用抗凝药物，立即停止使用或接触可能起出血性膀胱炎的药物
	膀胱药物灌洗	可使用 1%硝酸银溶液、1%明矾溶液，还可应用冰水灌注或冷冻治疗
	止血药物应用	如凝血酶、去甲肾上腺素等
	抗生素应用	选用根据尿培养或血培养结果选用致病菌敏感的抗生素
	支持疗法	给予输血补液等，还可给予高压氧治疗，必要时手术止血。出血严重时可考虑双侧髂内动脉栓塞术或结扎术，必要时可行膀胱切除术
结语		出血性膀胱炎治疗主要是止血

159. 糖尿病并发尿路感染如何治疗

```
糖尿病并发尿路感染的治疗
        │
        ├── 积极控制血糖（祛除病因）
        │
        └── 合理应用抗菌药物
```

典型案例		患者，女，66 岁。最近尿频、尿急、尿痛，被诊断为尿路感染，并有糖尿病史 10 年余
糖尿病并发尿路感染的治疗	积极控制血糖（祛除病因）	由于糖尿病是尿路感染的一个重要致病因素，控制血糖成为首要措施。患者应在内分泌科医生的帮助下进行治疗，保证血糖控制稳定，以祛除疾病诱发因素
	合理应用抗菌药物	无症状细菌尿患者不宜长期使用抗生素，但如果发生肾盂肾炎则必须应用抗生素。抗生素的使用原则：应在进行清洁中段尿培养和药敏试验后，立即开始治疗，选用致病菌敏感的抗菌药物，针对性用药，并予以足量足疗程。严重尿路感染者应给予静脉给药、联合用药。怀疑有尿路复杂因素者，应仔细检查，找出可能存在的致病因素，并予以纠正。应注意的是，症状缓解并不等于感染已经得到控制。在治疗过程中，应注意避免使用可能诱发糖尿病的抗菌药物如加替沙星等药物
结语		糖尿病可加重尿路感染，甚至导致肾乳头坏死及肾功能损害。因此，糖尿病患者的尿路感染的早期发现和及时治疗是十分重要的

160. 急性细菌性前列腺炎如何治疗

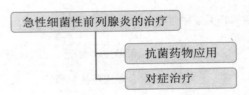

典型案例		患者，男，58岁。近日出现尿流中断、尿不净、腰痛等症状。到医院检查后被诊断为急性细菌性前列腺炎，医生嘱立即抗菌药物应用
急性细菌性前列腺炎的治疗	抗菌药物应用	根据中段尿培养和药敏试验立即应用快速、有效的抗菌药物，迅速控制炎症。正常情况下，抗菌药物从血液到前列腺液的弥散较差，但在发生急性弥漫性炎症反应时，从血浆进入前列腺管和腺泡的浓度却有所提高。磺胺类药物如复方磺胺甲噁唑片对前列腺的渗透性较好。对病情较轻的患者可用作首选药物。对病情较重、体温较高、血中白细胞增多的患者，应当静脉给药。可以静脉滴注青霉素、氨苄西林、头孢唑林等，至体温正常后改为肌内注射或口服给药。若以上药物效果均不佳，即改用致病菌敏感的药物。抗菌药物的使用应在体温正常、症状消失后延续用药一段时间，一般2～3周，以防炎症转为慢性或反复发作
	对症治疗	发生急性尿潴留时，最好采用耻骨上膀胱穿刺造瘘以引流尿液，应避免经尿道导尿，以防炎症扩散引起尿道炎、急性附睾炎等
结语		对于急性细菌性前列腺炎所致尿路感染重点是立即应用快速、有效的抗菌药物，迅速控制炎症。急性前列腺炎经及时、积极治疗后大多数可以痊愈，仅少数患者发生前列腺脓肿。急性期如果治疗不彻底，就会转变为慢性前列腺炎

161. 慢性细菌性前列腺炎如何治疗

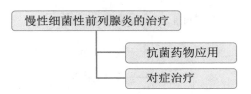

典型案例	患者，男，69 岁。常年有尿流中断、尿不净、腰痛等症状，未治疗，近期觉得尿少，症状加重，到医院检查后被诊断为慢性细菌性前列腺炎，医生嘱立即应用抗菌药物治疗
慢性细菌性前列腺炎的治疗	**抗菌药物应用**　　慢性细菌性前列腺炎，最重要的是抗菌治疗。由于前列腺腺泡上皮类脂质膜的屏障作用，使很多抗生素不能透入前列腺腺泡内，治疗效果往往不理想。红霉素、复方磺胺甲噁唑片、多西环素等药物具有较强的穿透力，可作为首选药物。也可口服利福平加复方磺胺甲噁唑片。对于非细菌性前列腺炎，则应根据不同的致病病原体选择药物。如怀疑支原体和衣原体感染，可选用多西环素；如是滴虫感染，可选用甲硝唑；如是真菌感染，可选用氟康唑等抗真菌药物。需注意的是，由性交引起的感染，应男女同治，防止重复感染
	对症治疗　　如中药治疗，原则是活血化瘀、通经活络、疏肝理气、清热利湿、利尿解毒。还有一些物理治疗，如超短波、微波照射、热水坐浴等。定期前列腺按摩，排出前列腺液，对前列腺炎的治疗也有很好的作用。对于有膀胱颈部梗阻的慢性非细菌性前列腺炎和前列腺痛可以使用 α 受体阻滞剂，以使膀胱颈和前列腺松弛，消除反流因素，缓解症状。对于使用药物难以治愈的慢性前列腺炎，可采用前列腺精囊切除术或经尿道前列腺切除术等方法来治疗。由于手术治疗经常不能达到治愈目的，而炎症反应又增加了手术难度，所以选择手术治疗时应慎重
结语	治疗慢性细菌性前列腺炎最重要的是抗菌治疗，也有很多方法如中医按摩、物理治疗等具有促进炎症吸收、缓解症状的作用

162. 非细菌性前列腺炎如何治疗

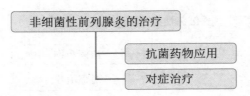

典型案例		患者，男，57 岁。最近出现尿流中断、尿不净、腰痛等症状，到医院检查后被诊断为衣原体前列腺炎，医生嘱立即抗衣原体药物应用
非细菌性前列腺炎的治疗	抗菌药物应用	由于非细菌性前列腺炎中并不能完全排除病原微生物感染，治疗时也应给予抗菌药物治疗，应根据不同的致病病原体选择药物。如衣原体等感染的患者，应使用对此类病原体有效的抗生素，如四环素类、阿奇霉素、克拉霉素等；如怀疑是支原体感染，可选用多西环素等治疗；如是滴虫感染，可选用甲硝唑；如是真菌感染，可选用氟康唑等抗真菌药物。需注意的是，由性交引起的感染，应男女同治，防止重复感染
	对症治疗	中药治疗以活血化瘀、清热解毒、通经活络、疏肝理气、利尿利湿为主，药物有普适泰、普乐安、癃闭舒胶囊、泽桂癃爽胶囊、翁沥通胶囊、萆薢分清丸、前列安栓等。物理治疗如超短波、微波照射、定期进行前列腺按摩、温水坐浴或经直肠温热疗法，也有助于缓解症状。对有膀胱颈部梗阻的慢性非细菌性前列腺炎可以使用 α 受体阻滞剂，以使膀胱颈和前列腺松弛，消除反流因素，缓解症状。对于使用药物难以治愈的慢性前列腺炎，可采用前列腺精囊切除术或经尿道前列腺切除术等方法来治疗。由于手术治疗经常不能达到治愈目的，而炎症反应又增加了手术难度，所以选择手术治疗时应慎重
结语		由于非细菌性前列腺炎中并不能完全排除病原微生物感染，治疗时也应给予抗菌药物治疗。同时给予对症治疗

163. 前列腺痛如何治疗

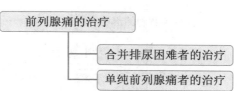

典型案例	患者，男，57 岁。最近出现前列腺痛、不适、无排尿困难等症状，到医院检查后被诊断为单纯前列腺痛，医生嘱给予物理治疗，应用前列安栓	
前列腺痛的治疗	合并排尿困难者的治疗	因为前列腺痛不是感染性疾病，故抗生素治疗一般无效。对有排尿困难的患者可使用 α 肾上腺素能受体阻滞剂，如特拉唑嗪等药物治疗，以松弛紧张的前列腺颈部、改善排尿功能、消除前列腺和射精管系统内的尿液反流，达到改善症状的目的。一些物理治疗如超短波、微波照射、定期进行前列腺按摩、温水坐浴或经直肠温热疗法等可达到调节神经、松弛盆底肌肉的目的，从而缓解症状
	单纯前列腺痛者的治疗	可用地西泮等镇静剂以减轻症状。也可以使用 α 受体阻滞剂，以使膀胱颈和前列腺松弛，消除反流因素，改善排尿功能，以缓解症状。另外，一些物理治疗如微波、温水坐浴、前列腺按摩等可达到调节神经、松弛盆底肌肉的目的，从而缓解症状。前列安栓对治疗前列腺痛有较好的疗效
结语	由于前列腺痛不是感染性疾病，故抗生素治疗一般无效。主要是对症支持治疗	

164. 前列腺脓肿如何治疗

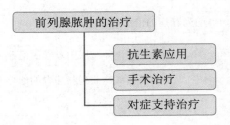

典型案例		患者，男，68 岁。常年有排尿困难、尿流中断等症状，未曾治疗，到医院检查后被诊断为前列腺脓肿，医生嘱给予抗生素治疗和手术治疗
前列腺脓肿的治疗	抗生素应用	根据中段尿培养和药敏试验结果立即应用快速、有效的抗菌药物，迅速控制炎症，就可以取得良好的效果。虽然正常情况下，抗菌药物从血液到前列腺液的弥散较差，但在发生急性弥漫性炎症反应时，从血浆进入前列腺管和腺泡的浓度却有所提高。磺胺类药物如复方磺胺甲噁唑片对前列腺的渗透性较好。对病情较轻的患者可用作首选药物。对一些病情较重、体温较高、血中白细胞增多的患者，应当静脉给药。可以静脉滴注青霉素、氨苄西林、头孢唑林等，至体温正常后改为肌内注射或口服给药。若以上药物效果均不佳，即改用对培养细菌敏感的药物。抗菌药物的使用应在体温正常、症状消失后延续一段时间，一般 2～3 周，以防炎症转为慢性或反复发作
	手术治疗	抗生素应用后，脓肿不能吸收者考虑手术治疗。最常用的手术是经直肠切开排脓。也可经会阴或经尿道切开排脓。手术后一定要保证脓液的引流通畅
	对症支持治疗	治疗过程中患者应卧床休息，生活规律，忌烟酒和辛辣等刺激性食物，保持清淡饮食
结语		前列腺脓肿首先要使用抗菌药物治疗，若治疗后脓肿仍不吸收者考虑手术治疗

165. 精囊炎如何治疗

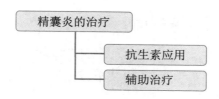

典型案例		患者，男，46 岁。最近出现排尿困难、尿流中断等症状，到医院检查后被诊断为精囊炎，医生嘱给予抗生素治疗，同时嘱患者禁烟酒、避免刺激性食物
精囊炎的治疗	抗生素应用	精囊炎的治疗与慢性前列腺炎的治疗相似。选用穿透力强的抗生素。如选用口服复方磺胺甲噁唑片 2 片，2 次/日，共 4 周，可达到较好的治愈率。其他可选用的药物有多西环素、氧氟沙星、依诺沙星等
	辅助治疗	在急性发作期应适当休息，热水坐浴，禁忌性生活，服用雌激素以抑制性兴奋，禁忌局部按摩。在慢性期可前列腺精囊按摩，促进引流，每周 1 次。另有如中药治疗，原则是活血化瘀、通经活络、疏肝理气、清热解毒、利尿利湿。还有一些物理治疗，如超短波、微波照射、热水坐浴等。另外，治疗期间应卧床休息，生活要有规律，劳逸结合，忌烟酒及辛辣等刺激性食物
结语		精囊炎的治疗同前列腺炎相似，主要是抗生素的应用，同时给予对症支持治疗

166. 尿道炎如何治疗

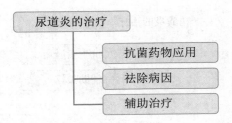

典型案例	患者，男，46岁。最近出现尿频、尿痛，到医院检查后被诊断为尿道炎，医生建议口服左氧氟沙星，并交代患者注意平时多饮水，禁食辛辣等刺激性食物	
尿道炎的治疗	抗菌药物应用	为了查明致病菌，必须在应用抗生素前先做细菌培养和药敏试验，在用过抗生素后，因尿液中也有一定量的抗生素，不易获得阳性结果。应根据病原菌的种类及药敏试验的结果选用抗生素。若症状较轻，则可口服药物治疗，经验性用药可选用磺胺类药物、喹诺酮类药物等。若症状严重者可静脉用药，如左氧氟沙星等。待症状完全消失、尿液检查结果正常、细菌培养转阴性后改为口服用药。应继续持续7～10天方可停药
	祛除病因	及时去除原发疾病的诱因，如尿道异物、结石、拔除导尿管等。慢性期间，在应用抗生素的同时，应解除尿道外口或尿道内的梗阻，对于由性传播引起的尿道炎需夫妻双方一起治疗
	辅助治疗	急性期注意休息，禁忌酒及辛辣食物，多饮水，使尿量增加，对尿道有冲洗作用。应避免性生活。有尿频、尿急、尿痛时，可服用解痉药物以减轻疼痛
结语	尿道炎的治疗在合理应用抗生素同时，注意对症治疗，祛除原发疾病	

167. 霉菌性尿道炎如何治疗

```
┌─────────────────┐
│ 霉菌性尿道炎的治疗 │
└─────────────────┘
        ├──┤ 停用或减少抗生素应用 │
        ├──┤ 局部对症治疗 │
        └──┤ 重者给予抗霉菌药物治疗 │
```

典型案例	患者，女，47 岁，最近出现尿频、尿痛，且外阴及尿道口瘙痒，到医院检查后被诊断为霉菌性尿道炎合并霉菌性阴道炎。医生建议口服氟康唑，并交代患者若夫妻双方均有此类症状，应夫妻同治，并注意平时多饮水，禁食辛辣等刺激性食物	
霉菌性尿道炎的治疗	停用或减少抗生素应用	抗菌药物是抗细菌药物，霉菌属于真菌感染，抗生素应停用，必要时少量应用。皮质类固醇激素药物容易引起真菌感染，所以也应减少或停用。贫血或血浆蛋白低下时输全血或血浆、人体白蛋白等，并注意补充热量及维生素，以增强机体抵抗力
	局部对症治疗	霉菌性尿道炎主要采用局部治疗，以两性霉素 B 125mg 溶于 5ml 蒸馏水中，注入尿道，用尿道夹夹住尿道远段 15 分钟。当霉菌感染侵袭至膀胱时，可用两性霉素 B 15mg 溶于 100ml 蒸馏水中，注入膀胱，每日 1 次，共 11 日，并复查尿涂片以观察疗效。如若夫妻双方均患有此病，需双方共同用药
	重者给予抗霉菌药物治疗	对于症状相对严重的患者，应加用抗霉菌药物，如氟康唑 150mg，单次口服；酮康唑 200mg，每日 1～2 次，服用 1～2 周；咪康唑 500mg，每日 2 次，1～2 周；可同时服用碱性药物，以使尿液碱化，抑制霉菌的繁殖，增加疗效
结语	霉菌性尿道炎的治疗主要是局部治疗，症状严重患者可加用抗霉菌药物	

168. 滴虫性尿道炎如何治疗

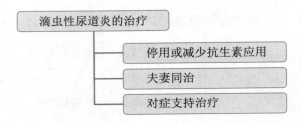

典型案例		患者,女,48 岁。最近出现尿频、尿痛,且外阴及尿道口瘙痒,白带异味,到医院检查后被诊断为滴虫性尿道炎合并滴虫性阴道炎。医生建议口服甲硝唑,并交代患者注意平时多饮水,若丈夫也有此类症状,应夫妻同治,治疗期间避免性生活
滴虫性尿道炎的治疗	停用或减少抗生素应用	霉菌属于真菌感染,抗生素应停用,必要时少量应用。抗生素对滴虫性尿道炎无效,仅在有混合感染时,才根据尿培养结果选用抗生素进行针对性的治疗
	夫妻同治	夫妻均有滴虫性尿道炎,应同时治疗,避免性生活,或性交时应用避孕套,直至治疗结束。男性患者应按滴虫性阴道炎进行治疗和随访。建议患者及性伴侣同时检测有无其他性传播疾病。甲硝唑对男女双方均有效,成人口服用量为 200mg,3 次/日,7~10 天为 1 个疗程,治愈率可达 95%。有滴虫性阴道炎者,同时用 200mg 甲硝唑栓剂置入阴道内,每晚 1 次,连用 7 天。1 个疗程完毕后 3 天,复查尿液、阴道分泌物,检查有无滴虫,隔日 1 次,3 次阴性后,方可认为治愈
	对症支持治疗	滴虫性尿道炎病情容易反复,因此治愈后一定要注意多饮水,平时注意个人卫生及家庭卫生,内衣裤一定在阳光下晾晒,接受紫外线消毒,擦拭肛门要从前往后擦
结语		滴虫性尿道炎的治疗主要是局部治疗,容易复发,因此注意治愈后的个人卫生

169. 尿道球腺炎如何治疗

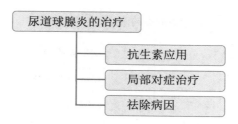

典型案例		患者,男,50 岁。最近出现尿不净、尿痛,特到医院检查,被诊断为尿道球腺炎,且脓肿已经形成。建议采取脓肿切开引流
尿道球腺炎的治疗	抗生素应用	对于急性尿道球腺炎主要采取抗生素治疗,药物的选择应根据致病菌的种类、耐药性及个体对药物的反应来决定,可选用头孢类或喹诺酮类药物如头孢呋辛、左氧氟沙星等药物。治疗原则与尿道炎相同,待症状完全消失、尿液检查结果正常、细菌培养转阴性后改为口服用药。应持续 7～10 天方可停药。若会阴部有脓肿形成时,应及时切开引流
	局部对症治疗	对于慢性尿道球腺炎,可在抗生素治疗的同时定期行尿道球腺按摩,使腺管引流通畅。若腺管口附近炎症严重时,可行电灼术。慢性尿道球腺炎治疗效果常不理想,若久治不愈者,可行尿道球腺摘除术
	祛除病因	及时去除原发疾病,如尿道异物、结石、拔除导尿管等。慢性期间,在应用抗生素的同时,应解除尿道外口或尿道内的梗阻
结语		尿道球腺炎的治疗主要是早期正确治疗尿道炎,可以预防尿道球腺炎的发生

170. 尿道旁腺炎如何治疗

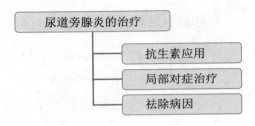

典型案例		患者，男，50 岁。最近出现尿不净、尿痛，到医院检查，被诊断为尿道旁腺炎，且脓肿已经形成。建议采取脓肿切开引流
尿道旁腺炎的治疗	抗生素应用	对急性尿道旁腺炎主要采取抗生素治疗，药物的选择应根据致病菌的种类、耐药性及个体对药物的反应来决定，可选用头孢类或喹诺酮类药物如头孢呋辛、左氧氟沙星等药物。若为淋球菌感染则按淋球菌性尿道炎治疗，可用头孢曲松或大观霉素等治疗，其他细菌感染可根据细菌培养及药敏试验结果给药。治疗原则与尿道炎相同，待症状完全消失、尿液检查结果正常、细菌培养转阴性后改为口服用药。应继续服药 7～10 天方可停药。若会阴部有脓肿形成时，应及时切开引流
	局部对症治疗	对于慢性尿道旁腺炎，可在抗生素治疗的同时定期行尿道旁腺按摩，使腺管引流通畅。若腺管口附近炎症严重时，可行电灼术。慢性尿道旁腺炎治疗效果常不理想，若久治不愈者，可行尿道旁腺摘除术
	祛除病因	及时去除原发疾病，如尿道异物、结石、拔除导尿管等。慢性期间，在应用抗生素的同时，应解除尿道外口或尿道内的梗阻
结语		尿道旁腺炎的治疗主要是早期正确治疗尿道炎，可以预防尿道旁腺炎的发生

171. 急性化脓性睾丸炎如何治疗

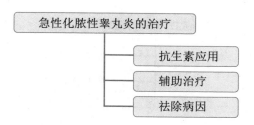

典型案例		患者，男，50 岁。最近自觉睾丸处肿胀，疼痛不适，特到医院检查，被诊断为急性化脓性睾丸炎。医生建议及时给予抗生素治疗，并嘱患者及家属帮助冷敷缓解肿胀，之后症状好转
急性化脓性睾丸炎的治疗	抗生素应用	急性化脓性睾丸炎主要是药物治疗，采取抗生素治疗，药物的选择应根据致病菌的种类、耐药性及个体对药物的反应来决定，在致病菌结果未明确时，早期可静脉应用广谱抗生素如左氧氟沙星、氧氟沙星、阿奇霉素等
	辅助治疗	急性期应卧床休息，托起阴囊，可以减轻疼痛。早期可将冰袋放于睾丸处以减轻肿胀，晚期可用热敷，加速炎症消失。急性期应避免性生活及体力活动，因两者均可加重病情发展。中药治疗，急性期将中药如意金黄散用香油调匀，敷于阴囊上，可起到消炎镇痛作用
	祛除病因	及时去除原发疾病，如尿道异物、结石、拔除导尿管等。因尿道内留置导尿管而引起睾丸炎及附睾炎者，应尽可能及早将导尿管拔除。不能拔除导尿管者，可选择耻骨上膀胱造瘘术以引流尿液
结语		急性化脓性睾丸炎的治疗主要是合理应用抗生素的同时，注意生活习惯，对症治疗

172. 腮腺炎性睾丸炎如何治疗

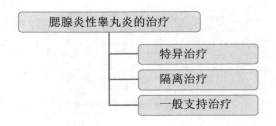

典型案例		患者，男，50 岁。半月前患流行性腮腺炎，最近自觉睾丸处肿胀，疼痛不适，特到医院检查，被诊断为流行性腮腺炎引起的腮腺炎性睾丸炎，并立即隔离患者。医生建议及时局部治疗，并嘱患者及家属帮助冷敷缓解肿胀，之后症状好转
腮腺炎性睾丸炎的治疗	特异治疗	流行性腮腺炎是一种自限性疾病，抗病毒药物无效，主要为对症治疗，并适当补充水分及营养，根据患者的咀嚼能力选择合适的饮食。对于流行性腮腺炎引起的睾丸炎，抗菌药物也是无效的。为使睾丸肿胀及疼痛得到局部缓解，可使用 1%利多卡因 20ml 做低位精索封闭，亦可改善睾丸血流，保护生精功能。当合并有细菌感染时，可适当选用抗生素治疗
	隔离治疗	流行性腮腺炎是一种传染性疾病，因此需将患者隔离，一般要求隔离患者至腮腺肿胀完全消退
	一般支持治疗	卧床休息，适当补充水分及营养，选择合理饮食，局部对症处理，局部冷敷及抬高阴囊，使用止痛药物及退热药物
结语		腮腺炎性睾丸炎是一种自限性疾病，其治疗主要是及时隔离患者并对症治疗

173. 急性附睾炎如何治疗

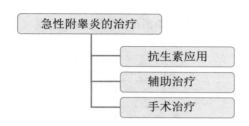

典型案例		患者，男，50 岁。最近自觉附睾肿胀，疼痛不适，特到医院检查，被诊断为急性附睾炎。医生建议及时给予抗生素治疗，并嘱患者及家属帮助冷敷缓解肿胀，之后症状好转
急性附睾炎的治疗原则	抗生素应用	非特异性急性附睾炎通常由肠道细菌或铜绿假单胞菌引起，多见于中老年男性。抗菌药物的选择应按细菌培养及抗菌药物的药敏试验来决定。若病情较轻，可口服复方磺胺甲噁唑片，每次 2 片，2 次/日，共 4 周，特别对于伴有细菌性前列腺炎者更为有用。若局部红肿明显，血白细胞增多，体温升高，应静脉滴注抗生素至体温正常，再改口服抗生素
	辅助治疗	急性期应卧床休息，用毛巾垫高阴囊，可以减轻疼痛。如附睾疼痛较重，可用 1%利多卡因 20ml 由睾丸上端处精索行局部注射，缓解症状，亦可用口服止痛及退热药物。早期可将冰袋放于附睾处以减轻肿胀，晚期可用热敷加速炎症消退。急性期将中药如意金黄散用香油调匀敷于阴囊上，可起到消炎镇痛效果，并应避免性生活及体力活动，因两者均可加重病情
	手术治疗	绝大多数急性附睾炎经药物治疗后均可自行消失，但有 3%～9%病例在急性期 1 个月后可形成脓肿。一旦脓肿形成，就需行脓肿切开引流，并积极换药，保持引流通畅，可加速疾病的治愈
结语		急性附睾炎的治疗主要是合理应用抗生素的同时，注意生活习惯，对症治疗

174. 慢性附睾炎如何治疗

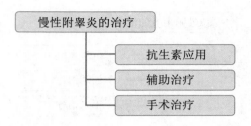

典型案例		患者，男，50岁。近1年来自觉附睾轻度疼痛不适，未就诊，近2日发现附睾疼痛加重并肿胀，特到医院检查，被诊断为慢性附睾炎急性发作。医生建议及时给予抗生素治疗，并嘱患者及家属帮助冷敷缓解肿胀，之后症状好转
慢性附睾炎的治疗原则	抗生素应用	当慢性炎症有急性发作时，应适当使用抗菌药物，但附睾的瘢痕往往阻碍抗生素进入附睾组织。若合并慢性前列腺炎，应首选磺胺类及喹诺酮类药物口服，也可选用头孢菌素类、红霉素、多西环素等口服，疗程6~8周。对于抗菌药物治疗效果不佳者，可长期口服复方磺胺甲噁唑片0.48g/d，或呋喃妥因0.1~0.2g/d，副作用较小，也不会产生耐药性。另外，中成药也是可选用的治疗方法之一，较常见的药物有六味地黄丸、癃闭舒胶囊等药物
	辅助治疗	应卧床休息，用毛巾垫高阴囊，可以减轻疼痛。如附睾疼痛较重，可用1%利多卡因20ml由睾丸上端处精索行局部注射，缓解症状，亦可用口服止痛及退热药物。早期可将冰袋放于附睾处以减轻肿胀，晚期可用热敷加速炎症消退。急性期将中药如意金黄散用香油调匀敷于阴囊上可起到消炎镇痛效果，并应避免性生活及体力活动，因两者均可加重病情
	手术治疗	对于反复发作的、来源于尿路炎症的慢性附睾炎可在非急性期行同侧输精管结扎术，或附睾及输精管切除
结语		慢性附睾炎的治疗主要是合理应用抗生素的同时，注意生活习惯，对症治疗

175. 阴茎头包皮炎如何治疗

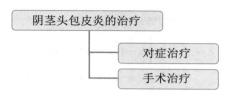

典型案例		患者，男，50 岁。近半个月来自觉阴茎头轻度疼痛不适，略红肿，到医院检查，被诊断为阴茎头包皮炎。医生建议局部高锰酸钾液清洗及药膏涂抹
阴茎头包皮炎的治疗原则	对症治疗	将包皮上翻或切开包皮背侧以利于引流，可用 1/5000 高锰酸钾液浸洗并敷以消炎类软膏应用，如金霉素软膏等。并全身应用抗菌药物，如注射青霉素，每次 80 万单位，每天 2～3 次。过敏性包皮龟头炎需口服抗过敏药物及外用可的松类软膏。为预防阴茎头包皮炎的发生，应经常清洗包皮和阴茎头，注意个人卫生，平素保持包皮囊内清洁和干燥。禁食辣椒、酒及其他辛辣等刺激性食物。改善饮食，合理饮食。平时洗澡时，应将包皮翻转，洗净包皮囊内的包皮垢，是预防炎症简单而又行之有效的方法
	手术治疗	如果由于包茎或包皮水肿不能翻转浸洗，或引流不畅，经一般对症治疗后，炎症仍不能消退时，可行包皮背侧切开术，待炎症完全消退后再行包皮环切术。为预防阴茎头包皮炎的发生，应经常清洗包皮和阴茎头，保持包皮囊内清洁和干燥，如有包皮过长或包茎时应行包皮环切术
结语		阴茎头包皮炎的治疗主要是及时对症处理，必要时手术治疗

176. 阴囊炎如何治疗

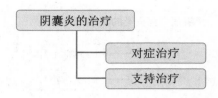

典型案例		患者，男，50 岁。近半个月来自觉阴囊轻度疼痛不适，略红肿，瘙痒，到医院检查，被诊断为阴囊炎。医生建议局部药膏涂抹并补充维生素 B
阴囊炎的治疗	对症治疗	禁止使用温热水烫洗阴囊，可以用冷水冲洗，冷水湿敷阴囊对其有一定止痒作用，也可消肿，禁食辣椒、酒及其他辛辣等刺激性食物。合理饮食，多吃鸡蛋、肉类、猪肝等，生吃西红柿、胡萝卜等有益于纠正维生素 B 缺乏的食物
	支持治疗	凡是由于维生素 B 缺乏引起的阴囊炎，口服维生素 B_2 10mg、维生素 B_6 20mg、维生素 B_1 20mg，3 次/日，连续 2～4 周。局部外用药，以硼锌糊加 10%黑豆馏油软膏等量混合外用最佳。复合维生素因含以上维生素较少，不宜用于治疗，只能用于预防。平素多食用鸡蛋、肉类、猪肝等富含维生素 B 族类食物。禁食辛辣等刺激性食物，平素保持营养均衡。改善劳作环境，做好通风降温，司机要按时更替驾驶。养成良好生活习惯，内裤要宽松，应选择吸湿性强的纯棉布料，不穿化纤材料的紧身内裤及牛仔裤，不用含香料皂类的清洗剂清洗内裤，以免发生过敏性接触性皮炎。合理使用药膏涂抹，勿乱用药膏
结语		阴囊炎的治疗主要是预防为主，一旦发现及时对症治疗，补充维生素 B

177. 男性泌尿系统结核如何治疗

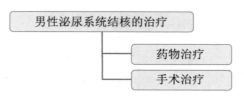

典型案例		患者，男，55 岁。近半年来自觉腰痛、低热、盗汗等不适，到医院检查，被诊断为肾结核。医生建议及时行肾切除术
男性泌尿系统结核的治疗	药物治疗	药物治疗的基本条件为患者肾功能尚好和尿液引流通畅。其适应证为：①临床前期肾结核。②单侧或双侧小病灶肾结核。③身体其他部位有活动性结核暂时不宜手术者。④双侧或单侧肾结核，属晚期不宜手术者。⑤患者同时患有其他严重疾病属手术禁忌。⑥配合手术治疗，在手术前、后应用。结核杆菌与其他细菌相比，更易产生耐药性，单用一种药物则耐药菌株产生更快。因此选择药物治疗时必须坚持早期、定量、联合、定期和有规律更换用药 5 项基本原则，才能获得最佳疗效
	手术治疗	肾切除为肾结核的主要治疗方法，早日将患肾切除，才能阻止疾病的继续发展及恶化。肾结核患者手术前应对整个泌尿生殖系做全面检查，了解肾功能情况和并发症，以便拟定一个全面的治疗和手术计划。其手术方式包括肾切除术、肾部分切除术、肾病灶清除术和肾盂、输尿管狭窄整形术 4 种。手术方式的选择取决于病变的范围、破坏的程度以及对药物的治疗反应
结语		泌尿系统结核病和男性生殖系统结核病关系密切，它们都是全身结核的一部分，诊断、治疗要有整体观，不可轻易满足于单纯某一器官结核的诊断而延误整个系统乃至全身结核病的治疗

178. 治疗男性泌尿系统结核的药物有哪些

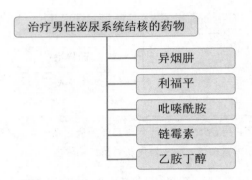

典型案例	患者，男，55 岁。近半年来自觉腰痛、低热、盗汗等不适，到医院检查，被诊断为肾结核。医生建议先给予药物应用	
治疗男性泌尿系统结核的药物	异烟肼	对结核杆菌有抑制和杀菌作用，能消灭细胞内生长旺盛的结核杆菌，但其杀灭作用不如利福平。对巨噬细胞内酸性环境（pH 5.5）中的结核杆菌不如吡嗪酰胺。口服吸收良好，毒性低，可以长期服用。副作用为周围神经炎及肝功能损害。加服维生素 B_6 可防止周围神经炎的发生；转氨酶超过正常 5 倍时应停药，停药后肝功能即可恢复。用法：每日 0.3g，顿服
	利福平	能抑制结核杆菌的 RNA 多聚酶，对结核杆菌具有很强的杀灭作用。口服吸收良好，组织穿透力强，组织中的浓度常超过血药浓度，在尿中亦能维持灭菌所需浓度 36 小时。对肾功能不良者，不引起蓄积。毒性反应主要有肝功能损害和血小板减少等，因此在用药时需定期做血清转氨酶检查和血小板计数。用法：成人体重 50kg 以下全日量为 450mg，50kg 以上全日量为 600mg，分 1～2 次空腹服用
	吡嗪酰胺	对结核杆菌有较强的杀菌作用，可杀灭巨噬细胞内酸性环境（pH 5.5）中的结核杆菌。主要毒性反应是肝脏损害，可引起黄疸和血转氨酶升高和高尿酸血症，故应定期复查肝功能。用法：用量为 500mg，每日 3 次，口服

治疗男性泌尿系统结核的药物	链霉素	对结核杆菌有杀菌作用，只能杀灭细胞外的结核杆菌。链霉素在 pH 7.8 时疗效最好，故口服碳酸氢钠可增加疗效。肾功能不全时，药物蓄积易发生中毒，可损害颅神经，亦可引起过敏反应、荨麻疹、药物热、口周麻木、关节痛，甚至剥脱性皮炎、过敏性休克，少数也可发生溶血性贫血、血小板减少性紫癜等，故注射前应做过敏试验。用法：每日 1g，肌内注射连续 30～60g，后改为每 3 日 1g，总量达 120g 以上
	乙胺丁醇	对结核杆菌亦有杀菌作用，可阻止异烟肼耐药菌株的产生，并可杀灭细胞内外的耐异烟肼及链霉素的结核杆菌。副作用为球后视神经炎，表现为视物模糊，中心暗点及色盲，停药后可恢复。用法：每日 600～1200mg，分 3 次或 1 次口服
结语		抗结核药物首选链霉素、异烟肼、对氨基水杨酸钠 3 种药物合用来治疗肾结核，它们被称为一线抗结核药物，疗程一般需 2 年

179. 肾结核如何治疗

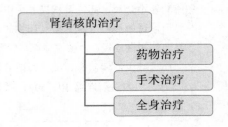

典型案例	患者，男，55 岁。近半年来自觉腰痛、低热、盗汗等不适，到医院检查，被诊断为肾结核。医生建议及时行肾切除术	
肾结核的治疗	药物治疗	药物治疗的基本条件为患者肾功能尚好和尿液引流通畅。其适应证为：①临床前期肾结核。②单侧或双侧小病灶肾结核。③身体其他部位有活动性结核暂时不宜手术者。④双侧或单侧肾结核属晚期不宜手术者。⑤同时患有其他严重疾病，属手术禁忌。⑥配合手术治疗，在手术前后应用。结核杆菌与其他细菌相比，更易产生耐药性，单用一种药物则耐药菌株产生更快。因此，选择药物治疗时必须坚持早期、定量、联合、定期和有规律用药 5 项基本原则，才能获得最佳疗效
	手术治疗	肾切除为肾结核的主要治疗方法，早日将患肾切除，才能阻止疾病的继续发展及恶化。肾结核患者手术前应对整个泌尿生殖系统做全面检查，了解肾功能情况和并发症，以便拟定一个全面的治疗和手术计划。其手术方式包括肾切除术、肾部分切除术、肾病灶清除术和肾盂输尿管狭窄整形术 4 种。手术方式的选择取决于病变的范围、破坏的程度以及对药物的治疗反应
	全身治疗	肾结核是全身结核的一部分，治疗时应注意有充分的营养和休息，但并不主张完全卧床休息，可以适当户外活动，以不感觉疲劳为度
结语	肾结核是一种进行性疾病，不经治疗不能自愈，死亡率高。药物治疗是目前治疗肾结核的主要方案	

180. 肾结核药物治疗的停药标准是什么

```
┌─────────────────────────────┐
│   肾结核药物治疗的停药标准    │
└─────────────────────────────┘
          ┌──────────────────────────┐
          │   单纯药物治疗的停药标准   │
          └──────────────────────────┘
          ┌──────────────────────────┐
          │   联合手术治疗的停药标准   │
          └──────────────────────────┘
```

典型案例		患者，男，55 岁。1 年前自觉腰痛、低热、盗汗等不适，到医院检查，被诊断为肾结核。医生建议给予药物应用，并嘱患者定期复查
肾结核药物治疗的停药标准	单纯药物治疗的停药标准	药物治疗期间，应定期做尿常规、结核杆菌培养、结核杆菌耐药试验以及排泄性尿路造影，以观察治疗效果。肾结核药物治疗的停药标准为：①全身情况已明显改善，血沉、体温正常。②尿路刺激症状完全消失。③反复多次尿常规检查正常。④尿浓缩法查抗酸杆菌，长期多次检查皆属阴性。⑤排泄性尿路造影检查病灶稳定或已愈合。⑥尿培养、动物接种阴性。⑦全身检查无其他部位结核病灶
	联合手术治疗的停药标准	肾结核患者在手术前后均需进行一段时间的抗结核药物治疗。通常肾切除前需药物治疗 2～3 周；对保留肾组织的手术，如肾病灶清除术、肾部分切除术、肾并发症的修复手术、输尿管梗阻的整形术、肠膀胱扩大术及膀胱瘘修复术等，术前药物治疗至少 1 个月。术后应继续药物治疗 1 年以上
结语		药物治疗期间，应定期做尿常规、结核杆菌培养、结核杆菌耐药试验以及排泄性尿路造影，以观察治疗效果

181. 输尿管结核如何治疗

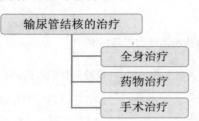

典型案例	患者，男，55 岁。1 年前自觉腰痛、低热、盗汗、尿频、尿痛等不适，到医院检查，被诊断为输尿管结核。医生建议给予药物应用，并嘱患者定期复查	
输尿管结核的治疗	全身治疗	输尿管结核是全身结核的一部分，治疗时应注意有充分的营养和休息，但并不主张完全卧床休息，可以适当户外活动，以不感觉疲劳为度
	药物治疗	采用抗结核药物治疗输尿管结核。对于确诊的患者，无论其病变程度如何以及是否需行手术治疗，均需按规定进行抗结核药物治疗。必须坚持早期、联合、足量、足期和规律用药 5 项原则，才能取得好的治疗效果。一般选用 2~3 种药物联合应用，可采用长程疗法，持续用药 18~24 个月。抗结核治疗对早期输尿管结核有良好效果，但并不能完全防止输尿管狭窄的发生，部分病例在治疗期间会出现狭窄。因此，在抗结核治疗的同时，必须对患者进行严密观察，一旦发现输尿管狭窄，就应及时采取措施以避免患侧肾功能的丧失
	手术治疗	手术治疗方式应根据狭窄部位以及肾功能情况而定。①输尿管结核引起的狭窄早期，可行经尿道输尿管扩张术。②肾盂轻度积水而输尿管有明显狭窄者，可在抗结核治疗后手术切除狭窄段。狭窄段邻近膀胱者处理比较容易。可切除狭窄段后行输尿管膀胱再吻合术，效果较好。③如输尿管狭窄段较长，而且有膀胱挛缩，可抗结核后在狭窄段上方行输尿管皮肤造口术。如为孤立肾且积水严重，也可选择肾造瘘术或输尿管皮肤造瘘术。④如输尿管狭窄段较长，但无严重的膀胱结核，肾功能未遭严重损坏者，可采用回肠代输尿管术。⑤输尿管完全梗阻、肾功能丧失、对侧肾功能良好时，行患侧肾、输尿管切除
结语	由于输尿管结核患者往往同时患肾结核，因此输尿管结核的治疗往往与肾结核的治疗同时进行	

182. 膀胱结核如何治疗

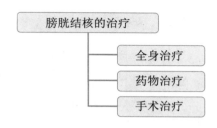

典型案例		患者，男，55 岁。1 年前自觉腰痛、低热、盗汗、尿痛等不适，到医院检查，被诊断为膀胱结核。医生建议给予药物应用，并嘱患者定期复查
膀胱结核的治疗	全身治疗	膀胱结核是全身结核的一部分，治疗时应注意有充分的营养和休息，但并不主张完全卧床休息，可以适当户外活动，以不感觉疲劳为度
	药物治疗	采用抗结核药物治疗膀胱结核。对于确诊的患者，无论其病变程度如何以及是否需行手术治疗，均需按规定进行抗结核药物治疗。必须坚持早期、联合、足量、足期和规律用药 5 项原则，才能取得好的治疗效果。一般选用 2～3 种药物联合应用，可采用长程疗法，持续用药 18～24 个月。随着高效抗结核药物的应用，大多数膀胱结核随肾结核的治愈而治愈
	手术治疗	①膀胱镜下输尿管口切开、输尿管膀胱再植膀胱壁瓣或回肠段代替输尿管：适用于膀胱无挛缩，膀胱容量正常，单纯对侧输尿管被破坏而造成肾积水的患者。②回肠膀胱扩大术、结肠膀胱扩大术：适用于膀胱已挛缩，对侧输尿管被破坏而造成肾积水的患者。③膀胱全切术和尿路改道术：适用于膀胱严重挛缩、膀胱功能无法恢复的患者
结语		由于膀胱结核是泌尿系统结核的一部分，治疗也应与整个泌尿系统结核的治疗同时进行

183. 前列腺结核、精囊结核如何治疗

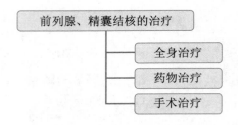

典型案例		患者，男，55 岁。1 年前自觉腰痛、低热、盗汗、精囊肿痛等不适，到医院检查，被诊断为肾结核、精囊结核。医生建议给予药物应用，并嘱患者定期复查
前列腺、精囊结核的治疗	全身治疗	前列腺、精囊结核是全身结核的一部分，治疗时应注意有充分的营养和休息，但并不主张完全卧床休息，可以适当做户外活动，以不感觉疲劳为度
	药物治疗	采用抗结核药物治疗前列腺结核、精囊结核。对于确诊的患者，无论其病变程度如何以及是否需行手术治疗，均需按规定进行抗结核药物治疗。必须坚持早期、联合、足量、全程和规律用药 5 项原则，才能取得好的治疗效果。治疗方法与肾结核的治疗相同，采用以异烟肼、链霉素、利福平等为主的 2～3 种药物联合应用。一般经验认为，疗程为 6～12 个月。治愈的标准是尿液或前列腺液结核杆菌涂片和培养均为阴性，泌尿生殖系统结核症状及体征全部消失
	手术治疗	一般情况下，不考虑手术治疗。合并附睾结核时可行附睾切除术
结语		由于前列腺、精囊结核是泌尿系统结核的一部分，治疗也应与整个泌尿系统结核的治疗同时进行

184. 尿道结核如何治疗

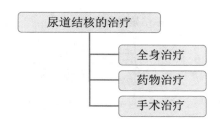

典型案例		患者，男，55 岁。1 年前自觉腰痛、低热、盗汗、尿痛、尿流中断等不适，到医院检查，被诊断为膀胱结核、尿道结核。医生建议给予药物应用，并嘱患者定期复查
尿道结核的治疗	全身治疗	尿道结核是全身结核的一部分，治疗时应注意有充分的营养和休息，但并不主张完全卧床休息，可以适当户外活动，以不感觉疲劳为度
	药物治疗	采用抗结核药物治疗尿道结核。对于确诊的患者，无论其病变程度如何以及是否需行手术治疗，均需按规定进行抗结核药物治疗。必须坚持早期、联合、足量、全程和规律用药 5 项原则，才能取得好的治疗效果。治疗方法与肾结核的治疗相同，采用以异烟肼、链霉素、利福平等为主的 2～3 种药物联合应用。一般疗程为 6～12 个月
	手术治疗	由于尿道结核引起的尿道狭窄范围一般比较广泛，治疗也就困难得多。尿道狭窄较轻者可定期行尿道扩张；不能进行尿道扩张或扩张效果不好的患者行膀胱造瘘术；单纯前尿道狭窄者可行尿道成形术。尿道狭窄严重特别是全尿道狭窄者或治疗有困难者需做尿流改道术
结语		由于尿道结核是泌尿系统结核的一部分，治疗应与整个泌尿系统结核的治疗同时进行。首先治疗泌尿生殖系统结核，尿道结核才能逐渐治愈

185. 附睾结核如何治疗

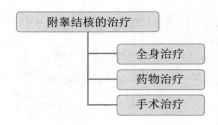

| 附睾结核的治疗 |
| 全身治疗 |
| 药物治疗 |
| 手术治疗 |

典型案例		患者，男，55 岁。1 年前自觉腰痛、低热、盗汗、附睾疼痛等不适，到医院检查，被诊断为肾结核、附睾结核。医生建议给予药物应用，并嘱患者定期复查
附睾结核的治疗	全身治疗	附睾结核是全身结核的一部分，治疗时应注意有充分的营养和休息，但并不主张完全卧床休息，可以适当户外活动，以不感觉疲劳为度
	药物治疗	采用抗结核药物治疗附睾结核。对于确诊的患者，无论其病变程度如何以及是否需行手术治疗，均需按规定进行抗结核药物治疗。必须坚持早期、联合、足量、全程和规律用药 5 项原则，才能取得好的治疗效果。治疗方法与肾结核的治疗相同，采用以异烟肼、链霉素、利福平等为主的 2～3 种药物联合应用。一般治疗 6 个月即可将结核杆菌消灭
	手术治疗	早期附睾结核采用药物治疗即可获得治愈。如果局部干酪样坏死严重，累及睾丸，病变较大并有脓肿形成或药物治疗效果不明显，则可在抗结核药物治疗 3 个月后行附睾切除。若睾丸也有病变，病变靠近附睾，则可连同附睾将睾丸部分切除。术中应尽量保留睾丸。附睾切除后，精囊和前列腺结核多能逐渐愈合。对附睾结核形成脓肿且与阴囊皮肤形成粘连及窦道者，在切除附睾的同时应切除与阴囊皮肤相连的窦道及部分阴囊皮肤
结语		由于附睾结核是生殖系统结核的一部分,治疗应与整个生殖系统结核的治疗同时进行

预防保健篇

186. 育龄妇女防范尿路感染的措施有哪些

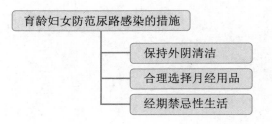

典型案例		患者，女，44 岁。近 2 个月来自觉外阴瘙痒、白带增多、尿痛、尿频等不适，到医院检查，被诊断为滴虫性阴道炎合并尿道炎。医生建议给予药物局部应用，并嘱患者定期复查，注意生活习惯
育龄妇女防范尿路感染的措施	保持外阴清洁	平素注意个人卫生习惯，行经时以淋浴、擦浴为宜，切勿盆浴。每日可用温水清洗外阴 1～2 次
	合理选择月经用品	月经用品并不是价格越贵质量就越好，也不是讲究品牌。只要合适，以使用过程中不出现过敏、不舒适等问题为原则。月经用品一定要及时更换。千万不要听从广告商家的宣传。对经血"宜疏不宜堵"，及时清理才是硬道理。任何卫生巾若以保持"不漏"为目的，其结果只能是引起尿路感染。尤其是经血量多的妇女，更应及时更换卫生巾
	经期禁忌性生活	经期性生活不仅会引起急性膀胱炎，还会导致妇科疾病的发生
结语		育龄妇女关注经期卫生对于预防尿路感染是十分重要的。由于经血是致病菌生长的良好培养基，如经血管理不好，会导致尿路感染的发生

187. 反复尿路感染的患者如何注意个人卫生

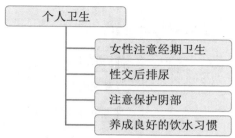

典型案例	患者，女，28 岁。近半年来经常出现发热、腰酸伴尿路刺激症状，尿常规检查发现脓细胞满视野，中段尿培养发现有大肠埃希菌生长，应用抗菌药物治疗后症状消失，在身体抵抗力下降时症状再度出现。诊断为肾盂肾炎
原因	反复尿路感染的患者通常都能找到感染的原因，最好的办法是尽可能地克服导致感染的因素，从根本上防止尿路感染的复发。每位患者的情况各异，最好能启发患者自己寻找造成感染多发的原因
需要注意的问题	最重要的是增强自身抵御细菌感染的能力
	多饮水、不要憋尿、锻炼身体等。排尿时不压腹肌，不采取紧张蹲位。避免便秘，多吃水果和蔬菜
	女性患者应该注意经期卫生；男性患者要注意洁身自好。性交完后 15 分钟内必须排尿
	阴部不要经常用肥皂洗涤，不使用消毒剂、喷雾剂或盆浴，以免损害皮肤的酸性保护膜，最好使用保护皮肤的液体肥皂，不用公共毛巾，阴部使用专用毛巾
	每天穿干净、宽松的棉内裤，不穿合成材料内裤。盆浴时谨慎使用洗涤添加剂，注意无刺激性
饮水习惯	养成良好的饮水习惯很重要。如能在睡前饮水，饮水量以达到每天晚上起床排尿 2 次以上、不过于影响睡眠为度
结语	为避免反复的尿路感染应注意从生活中的点点滴滴开始做起，养成良好的生活习惯

188. 为什么尿路感染患者要多饮水

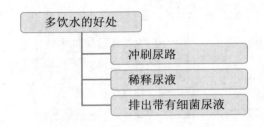

典型案例	患者，女，24岁。3天来出现尿频、尿急、终末尿痛、灼热感，现有轻度畏寒、下腹隐痛。检查：尿色微红，无腰部及输尿管走行区压痛，下腹未触及肿块，无压痛。诊断为急性细菌性膀胱炎。除了相应的治疗外，医生还嘱咐患者多饮水
好处	多喝水能对尿路起到一个冲刷作用。尿液中细菌繁殖的速度是以几何级数增加的
	多喝水不断地稀释尿液并及时排出含有细菌的尿液，使膀胱里细菌的数量保持在一个相当低的水平
过量饮水的坏处	过量饮水会稀释抗生素在尿液中的浓度，加重肾脏的负担
直接饮水与输生理盐水的区别	对于有些不太喜欢饮水的患者，要求输生理盐水的做法是很不理智的。同样1000ml液体，喝下去非常容易，但若要从静脉输进体内，起码要2个小时。这样的流速无法起到冲洗尿路里细菌的作用
	损坏静脉。四肢上的静脉是老人的生命线，每输一次药物，就损坏一次。尤其是那些静脉很难找的老人。若以后患重病甚至需要抢救的时候，很难找到静脉进行输入
水的种类	建议喝白开水
结语	水是生命之泉，平时要注意多喝水，预防疾病的发生。对于尿路感染的患者更要多饮水

189. 育龄妇女在经期如何防范尿路感染

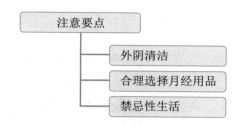

典型案例	患者，女，30 岁。1 年前自觉外阴瘙痒异常，白带量增多且呈黄白色，并伴有难闻异味，曾诊断为阴道炎。经过外用大量冲洗药剂及服用大量抗生素，治疗长达 2 年多时间，但仍时好时坏，且停药后症状加重，后并发宫颈糜烂，有附件炎。后到泌尿专科医院妇科就诊，先进行化验检查，发现支原体呈阳性，衣原体呈阳性，霉菌感染。诊断为非淋菌性尿道炎合并霉菌性尿道炎
饮食禁忌	①尿路感染者忌食胀气之物，如牛奶、豆浆、蔗糖等。②尿路感染者忌食发物，如猪头肉、鸡肉、蘑菇、带鱼、螃蟹、竹笋、桃子等。③尿路感染者忌食助长湿热之品，如酒、甜品和高脂肪食物。④尿路感染者忌食辛辣刺激之物，这些食物可使尿路刺激症状加重，排尿困难。⑤尿路感染者忌食酸性食物。⑥尿路感染者忌食高糖食物，因糖在体内可提高酸度，故含糖量高的食物也需限制
预防措施	①多饮水，每天饮水最好在 2000ml 以上，每 2～3 小时排尿一次。②月经期间所用的卫生巾要干净，并经常更换，以防感染。③经期不可洗盆浴，可以洗淋浴，以免不干净的水进入体内造成感染。④经期禁止性生活，以免造成感染及其他不良后果。⑤月经期间应避免剧烈运动，如长跑、游泳等，也应避免过重的体力劳动
结语	尿路感染多见于育龄期女性及绝经后妇女，外阴的清洁卫生很重要。除药物治疗外，多喝水，保持每天尿量在 1500～2000ml 以上（肾功能不全的患者例外），以起到冲洗尿路的作用，对于尿路感染的治疗很重要。此外，还应注意加强营养，增强体质

190. 性生活时如何预防尿路感染

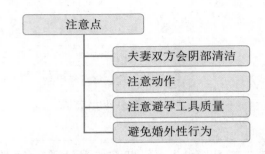

典型案例	患者，女，30岁。性生活后出现尿频、尿急、终末尿痛。检查发现尿色微红，尿常规检查发现红细胞、白细胞满视野，无腰部及输尿管走行区压痛，下腹未触及肿块，无压痛。诊断为尿路感染	
预防尿路感染应注意的方面	夫妻双方性交前应做好会阴部的清洁工作	男方沐浴时应将包皮翻起，把包皮垢清洗干净。因为包皮垢内含有大量的细菌，常常是性交后妻子发生尿路感染的直接原因
		女方沐浴时应将外阴部皮肤褶皱等隐蔽处清洗干净
		女方在性交后及时解一次小便，可以将侵入尿道的细菌冲刷掉
		性交结束后，局部清洗时应选用适宜的洗涤用品。擦拭阴部分泌物时，宜从前往后，以免将肛门周围细菌带入尿道口
	性交时应注意动作温柔，通过情感的交流，自然达到性高潮。如性交前的温存与抚摸是性爱的序曲，但抚摸的手一定要干净。口交这一西方较为普遍的性行为方式既不文明，又会增加性传播疾病、尿路感染的机会，不宜提倡。切忌为寻求快感而施以暴力，这不仅是对妻子的不尊重，还容易造成生殖器官的损伤	
	使用子宫帽等避孕工具或使用杀精子剂时，应注意这些工具及药物的质量，必要时改变避孕方法	
	避免婚外性行为，减少与性传播疾病有关的尿路感染	
结语	性生活可以增加夫妻间的感情，但在性生活时也不要忘了疾病的预防，做好性交前的准备工作格外重要	

191. 尿路感染能否过性生活

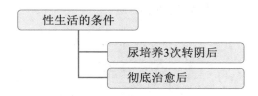

典型案例	患者，女，27 岁。主诉尿频、尿急，下腹痛伴终末血尿 1 天，尿常规见大量红细胞、白细胞。诊断为尿路感染
概述	性生活是夫妻生活中十分重要的组成部分，关系到家庭的和睦与稳定。然而，许多女性的尿路感染却往往是在性生活之后发生的。因此，她们既想过性生活，又惧怕性生活。那些性生活后反复多次发生尿路感染的妇女更是如此
尿路感染原因	性生活后出现尿路感染的罪魁祸首并不在于性生活本身。阴道作为性交的器官，本身就拥有抵御细菌侵入的能力。性生活后出现尿路感染的原因，如身体抵抗力降低、女方生殖器官存在一定的缺陷、性交时动作不当造成尿路损伤等
避免性生活的原因	尿路感染的症状，如尿频、尿急、尿痛或发热、腰痛等比较严重，或者女方身体条件比较差，不愿过或不能过性生活，那么在一段时间里减少乃至避免性生活是必要的
恢复性生活	经过积极的治疗，待尿培养 3 次转阴后即可恢复性生活
	如果尿路感染的感染源来自丈夫，在男方进行适当的检查和治疗并证实已经治愈后才能恢复性生活。建议男方在性交时应用避孕套以防止女方尿路感染
结语	尿路感染期间禁止性生活，待尿路感染康复后方可进行性生活

192. 如何预防蜜月性膀胱炎

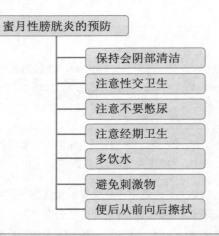

蜜月性膀胱炎的预防
保持会阴部清洁
注意性交卫生
注意不要憋尿
注意经期卫生
多饮水
避免刺激物
便后从前向后擦拭

典型案例	患者，女，27 岁。刚刚结婚不久。主诉尿频、尿急、尿痛、尿中带有红色血迹，尿常规见大量红细胞、白细胞。诊断为蜜月性膀胱炎
概述	蜜月性膀胱炎是女性在蜜月期间易患的疾病，常因性交后细菌由尿道逆行向上而发生感染。主要表现为尿路刺激症状，如尿频、尿急、尿痛，甚则尿色发红（即肉眼血尿），有的还可伴有发热、恶寒、腰酸、小腹部酸痛不适等症状。小便检查可发现红细胞、白细胞和脓细胞
预防关键	保持会阴部的清洁卫生。穿棉质的内裤，且勤换内裤、常清洗
	注意性交卫生，每次性生活后宜排尿 1 次；在膀胱炎治疗期间，不要有性行为
	不要养成憋尿的坏习惯，每隔 2～3 个小时就应该小便 1 次。每次排尿宜排尽，不让膀胱有剩余尿
	注意经期卫生，新婚伊始，男方比较容易冲动，动作比较猛烈，很容易造成不同程度的损伤，故经期千万不可有性交
	喝足够的水是预防膀胱炎的关键。把每天喝 6～8 杯白开水当做是健康饮食的一部分
	避免刺激物。不要在阴部周围使用油脂、女性卫生喷雾药或者爽身粉，并且不要用任何的化学剂去冲洗阴部。避免使用淋浴油或泡沫澡
	大便后的擦便方式，必须是从前向后，以免阴道口受细菌感染
结语	对于未婚同居、青少年的性行为等足以引起"蜜月性膀胱炎"的对象，应该加强性知识的教育，以免造成不可挽回的后果

193. 更年期、绝经期的妇女如何预防尿路感染

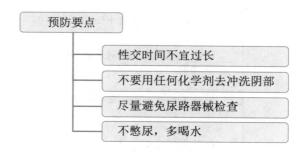

预防要点
性交时间不宜过长
不要用任何化学剂去冲洗阴部
尽量避免尿路器械检查
不憋尿，多喝水

典型案例	患者，女，55 岁。主诉尿频、尿急、尿痛、夜尿，伴有排尿不畅，下腹部压痛。膀胱穿刺尿培养细菌阳性。诊断为绝经期尿路感染
预防尿路感染的要点	女性尿道短而宽，长约 3.5cm，括约肌薄弱，细菌易侵入，加之女性尿道口与阴道及肛门靠近。应注意外阴清洁，有良好的擦便习惯，大便后由前向后擦肛门，不会将细菌带入尿道口周围，造成感染
	性交时尿道内口位置内移，尿道过短者，细菌易进入膀胱。性交时间不宜过长
	体内雌激素水平严重降低，易引起萎缩性膀胱炎。不要用任何化学剂去冲洗阴部，避免使用淋浴油或泡沫澡
	反复尿路感染者要检查是否存在膀胱颈部梗阻，剩余尿增多，甚至发生肾盂积水，易造成细菌感染。必要时需手术治疗
	不要养成憋尿的坏习惯，每隔 2～3 个小时应该小便 1 次。每次排尿宜排尽，不让膀胱有剩余尿
	喝足够的水是预防膀胱炎的关键。把每天喝 6～8 杯白开水当做是健康饮食的一部分
	尽量避免尿路器械检查，接受检查后 48 小时应作尿培养，以前曾有尿路感染反复发作或现有尿路功能或解剖上异常者，器械检查前后 48 小时应口服抗生素预防感染
结语	更年期、绝经期的妇女生活中养成良好的习惯，预防尿路感染的发生

194. 老年患者如何预防尿路感染

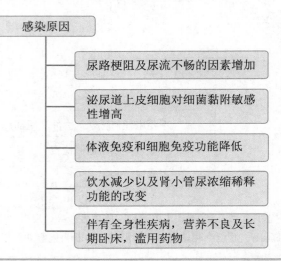

感染原因

- 尿路梗阻及尿流不畅的因素增加
- 泌尿道上皮细胞对细菌黏附敏感性增高
- 体液免疫和细胞免疫功能降低
- 饮水减少以及肾小管尿浓缩稀释功能的改变
- 伴有全身性疾病，营养不良及长期卧床，滥用药物

典型案例	患者，女，70岁。近几日常感疲倦、背痛、腰痛、尿急、尿频且伴发热。检查发现白细胞增高，可见脓尿、蛋白尿，偶见血尿。诊断为膀胱炎、尿路感染
预防措施	需加强观察长期卧床患者的排尿情况，发现问题并做出相应的处理
	鼓励患者多饮水，以使尿色达到清亮为度。一般以每天2000~3000ml为好
	对已留置导尿管或耻骨上膀胱造瘘管的患者更应该加强留置导尿管的管理。妥善固定好导管，采用封闭式引流装置，保持引流畅通；每日进行插管部位皮肤及各接头处的消毒
	对有压力性尿失禁的老年妇女，应鼓励并指导其积极进行功能锻炼。其一为坚持盆底肌群的训练。每晚睡前做床上肛门会阴收缩运动（腹部、会阴、肛门同时在吸气时收缩）。其二为膀胱功能训练，在下腹膀胱区适度的叩打，再用手加压，同时嘱患者做腹部加压，指导患者自行排尿
	老年女性患者要注意外阴部清洁，定时清洗，勤换内裤，预防逆行感染。有尿急、尿频的老人要注意排尿安全，加强巡视，夜间应将便器放置在易取处，以防坠床或跌倒
	老年女性绝经后体内雌激素减少，容易引起尿路黏膜变薄，以及阴道pH值升高，局部抵抗力下降。可在医生的指导下进行雌激素替代疗法，对预防尿路感染有一定的帮助
结语	通过多观察、多饮水、多管理、多锻炼、定时清洁外阴部、替代疗法等方法可以有效地预防老年人尿路感染，减少老年人尿路感染带来的痛苦

195. 糖尿病患者如何预防尿路感染

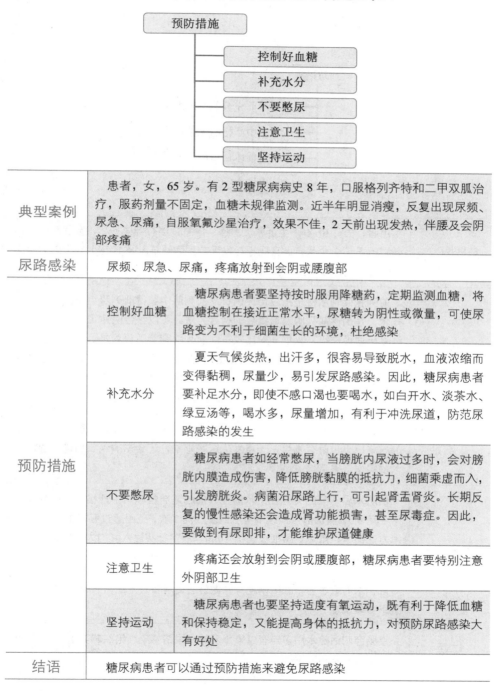

典型案例		患者，女，65 岁。有 2 型糖尿病病史 8 年，口服格列齐特和二甲双胍治疗，服药剂量不固定，血糖未规律监测。近半年明显消瘦，反复出现尿频、尿急、尿痛，自服氧氟沙星治疗，效果不佳，2 天前出现发热，伴腰及会阴部疼痛
尿路感染		尿频、尿急、尿痛，疼痛放射到会阴或腰腹部
预防措施	控制好血糖	糖尿病患者要坚持按时服用降糖药，定期监测血糖，将血糖控制在接近正常水平，尿糖转为阴性或微量，可使尿路变为不利于细菌生长的环境，杜绝感染
	补充水分	夏天气候炎热，出汗多，很容易导致脱水，血液浓缩而变得黏稠，尿量少，易引发尿路感染。因此，糖尿病患者要补足水分，即使不感口渴也要喝水，如白开水、淡茶水、绿豆汤等，喝水多，尿量增加，有利于冲洗尿道，防范尿路感染的发生
	不要憋尿	糖尿病患者如经常憋尿，当膀胱内尿液过多时，会对膀胱内膜造成伤害，降低膀胱黏膜的抵抗力，细菌乘虚而入，引发膀胱炎。病菌沿尿路上行，可引起肾盂肾炎。长期反复的慢性感染还会造成肾功能损害，甚至尿毒症。因此，要做到有尿即排，才能维护尿道健康
	注意卫生	疼痛还会放射到会阴或腰腹部，糖尿病患者要特别注意外阴部卫生
	坚持运动	糖尿病患者也要坚持适度有氧运动，既有利于降低血糖和保持稳定，又能提高身体的抵抗力，对预防尿路感染大有好处
结语		糖尿病患者可以通过预防措施来避免尿路感染

196. 经直肠前列腺穿刺活检的患者如何预防尿路感染

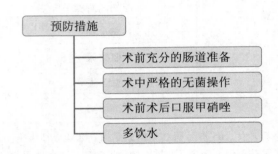

典型案例	患者，男，30 岁。主诉尿流缓慢、尿急，伴有排尿不尽，会阴部疼痛，睡眠不正常 3 个月余。直肠指诊发现前列腺硬结。经 B 超引导行前列腺穿刺活检，病理诊断为前列腺癌
概述	前列腺穿刺活检是指应用穿刺针从前列腺中获得前列腺组织的一种微创技术，是确诊前列腺癌最重要的检查方法。可以经会阴途径进行，也可以经直肠途径进行。人们一般比较关注前列腺穿刺活检后是否会导致肿瘤的扩散，而不太注意其合并尿路感染的可能性。尽管目前在 B 超引导下进行前列腺穿刺活检可以做到定位准确，手术的安全性也很高，但也不可避免地会发生一些合并症，特别是在经直肠途径操作的病例
并发症	出血：直肠出血、血尿及血精。除了出血等合并症外，由穿刺活检造成的尿路感染也时有发生，一旦发生尿路感染，还会影响到日后前列腺切除术的实施，需引起重视
预防措施	预防术后感染的关键在于术前充分的肠道准备和术中严格的无菌操作。术中用 0.5%碘伏溶液连续消毒肛门及肛周 2 次，范围超过肛周 10cm。按手术方法铺巾，用注射器抽吸碘伏 10ml，取下针头注入肛门内，每穿刺一针用碘伏棉球消毒一遍，穿刺结束后用碘伏纱条填塞直肠
	可在术前给患者口服甲硝唑片并做好肠道准备，术后再服用 1~2 天，并嘱患者多饮水
结语	直肠穿刺活检术后多伴有感染（发热、尿路感染、组织感染），应做好充分的术前准备预防感染

197. 长期留置导尿管（或膀胱造瘘管）的患者如何预防尿路感染

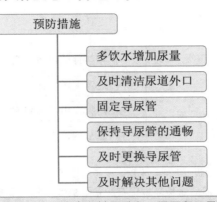

典型案例	患者，男，30 岁。患有急性尿潴留，需要留置导尿管。其家属询问是否会引发尿路感染，应该怎样预防？医生解答会有尿路感染的可能，并耐心指导其家属预防的做法	
预防措施	多饮水增加尿量	可以稀释尿液中细菌的浓度，降低合并尿路感染的可能性。喝水的量以保持导管内的尿液清亮为度
	及时清洁尿道外口	可用碘伏等清毒液定期擦净尿道口、清除尿道口的分泌物
	固定导尿管	避免导尿管来回移动，把细菌带入尿道内。更要防止导尿管从膀胱内脱出。与导尿管连接的尿袋应悬挂在床沿下，引流管不能有张力，以防止患者在床上活动时拉拽导尿管。平时在搬动患者、扶患者起床或翻身时，要记得导尿管的存在。对可以自己行走的患者，集尿袋要固定在靠近造瘘口的部位并固定在衣服合适的位置上
	保持导尿管的通畅	导管皱折时应及时发现并弄直导管。膀胱内的血块、脓块或脱落的坏死组织堵塞导管时，可先用手挤捏导尿管，以疏通导管。如无效可用无菌注射器和生理盐水冲洗导尿管。冲洗时注意压力要适当
	及时更换导尿管	通常每个月更换导管 1 次，而集尿袋每周更换 2 次（夏天应勤换）
	及时解决其他问题	关键在于要增强家属及医护人员的责任心，把出现问题的可能性降到最低
结语	留置导尿管不可避免地增加了尿路感染的机会，预防尿路感染很重要	

198. 膀胱肿瘤患者进行药物灌注治疗时如何预防尿路感染

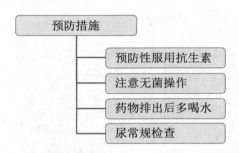

典型案例	患者，男，77岁。尿频、尿急、尿痛伴间歇性血尿半年，尿细胞学检查3次阳性。膀胱镜检查发现右侧黏膜粗糙。活检病理结果为膀胱原位癌。行膀胱灌注免疫治疗
概述	为预防膀胱肿瘤患者术后复发，常需进行相当时间的药物灌注治疗。在灌注药物时，有的是直接从尿道口注入药物；有的需先插入导尿管，再经导尿管注入药物。但不管采用哪种方法，治疗的操作都存在使细菌进入膀胱的机会。一旦发生尿路感染，不仅增加了患者的痛苦，还会延误膀胱肿瘤的治疗
药物灌注的并发症	膀胱肿瘤术后复发最常见的部位：近处主要是局部淋巴结，远处是肺、肝、骨等。如果局部淋巴结转移或邻近组织受到侵犯，患者可能有下腹部不适或疼痛。保留膀胱的患者，复发的迹象有血尿、尿频、尿痛，有的人还有排尿困难或尿潴留
预防措施	增加患者抵御尿路感染的能力。可在灌注治疗前预防性地服用抗生素
	注意无菌操作，尽可能降低因为操作造成细菌污染的机会。应用润滑剂以减少操作引起尿道黏膜的损伤
	排出药物后要尽可能多喝水，将混入膀胱的细菌冲出膀胱
	每次灌药前做一次尿常规检查，如已发生尿路感染，应暂停灌药，并给予抗菌治疗。必要时还要做尿液的细菌学检查，以选择合适的抗生素进行治疗
结语	膀胱肿瘤患者进行药物灌注不仅会有尿路感染等并发症，还会有烦躁、焦虑等心理问题，应耐心消除患者的不良情绪。不仅要关心患者的身体健康同时要关心患者的心理问题

199. 长期卧床的患者如何预防尿路感染

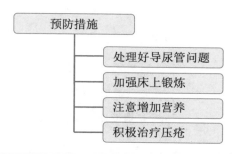

典型案例	患者，男，60 岁。因不慎摔倒后导致腰椎骨折，卧床 3 月余。出现发热（体温 38.5℃）、尿频、尿急、尿痛伴有排尿不尽等尿路感染症状
长期卧床的弊端	对因各种疾病需要长期卧床的患者来说，尿路感染是一件十分头痛的事。这些患者包括截瘫患者、需要卧床休息的骨折患者等。老年人因为脑血管疾病引起的卧床不起的情况也不少见。如果处理不当，可导致肾衰竭，危及生命。有严重尿失禁并有压疮者，为保护皮肤、促进压疮愈合需留置导尿管。留置导尿管不仅损伤尿路黏膜，还破坏了机体的防御屏障，从而造成感染的机会增多
预防措施	妥善固定导尿管，避免导尿管来回移动，把细菌带入尿道内。要保持导尿管的通畅。对各种原因造成的导尿管堵塞，需要及时处理。对留置导尿管应定时开放，定期更换，严格无菌操作，每日常规护理消毒。这是预防尿路感染的重要措施
	多喝水、加强床上锻炼都会增加机体的抵抗力，有利于身体的康复
	全身症状及尿路感染症状较重者，根据尿培养和药敏试验结果给予全身抗生素治疗，局部给予膀胱冲洗。有真菌感染者，给予抗真菌治疗。全身营养支持治疗，不能进食者，给予鼻饲饮食，多饮水，勤翻身，增强尿动力及全身抵抗力
结语	对长期卧床的老年病患者，平时注意增加营养，加强床上锻炼，多饮水，增强全身抵抗力，积极治疗压疮、糖尿病、前列腺增生等疾病。注意会阴部的护理，避免交叉感染

200. 夏季旅游时如何预防尿路感染

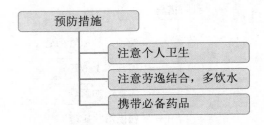

典型案例	患者，女，35 岁。主诉尿频、尿急、下腹痛伴终末血尿 1 天，尿常规见大量红细胞、白细胞。经检查诊断为急性膀胱炎。行抗感染治疗
概述	夏季外出旅游，不少人（特别是女性）会出现急性尿路感染。急性尿路感染可以发生在任何年龄段的人群中，尤其容易发生在新婚夫妇中，如蜜月性膀胱炎，应引起注意
病因	夏季旅游时，由于天气炎热，出汗比较多，加上旅途劳累，卫生条件不好，身体皮肤皱折多的部位（特别是会阴部）会积聚很多细菌。身体抵抗力下降时，这些细菌就会乘虚而入。如不注意个人卫生（特别是经期卫生），就很容易造成尿路感染
预防措施	在夏日的旅游过程中，一定要注意劳逸结合，白天要多饮水，保证一定量的小便。回到宾馆后要洗澡，特别要洗净会阴部。既可使全身肌肉得到充分的放松，又能保持身体清洁。特别是在每次性生活后要立刻解一次小便，可以避免发生尿路感染。一旦出现急性膀胱炎的症状，也不必紧张。若身边带有诸如诺氟沙星或氧氟沙星之类的药物，可以先服药，等回家后再到医院做进一步的治疗
结语	夏季旅游应注意尿路感染的发生，做好自身的清洁工作及适当的预防措施，使旅途更愉快